毫無良知的病態人格

如何辨識潛藏的心理病態者，以及該怎麼因應與保護自身的安全

WITHOUT CONSCIENCE

The Disturbing World of the Psychopaths Among Us

羅伯特 · 海爾博士（Robert D. Hare, PhD）著
王敏雯 譯

遠流出版公司

目錄

作者的話

心理病態是一種人格障礙（亦稱人格違常），是一連串源自人格特質的特定行為，大多為社會所輕視。因此診斷一個人是否為心理病態者必須慎重，和診斷其他精神疾病一樣，需搜集相當證據，確定達到最低診斷標準，才能做出心理病態的診斷。翻開我歷來的病患檔案，每一名病患均經過多次面談，並詳實記錄，做為診斷的依據。此處我隱匿了病人的真實身分，改變所有足資辨認的細節，但仍然完整表達了我的看法和觀點。

儘管本書探討心理病態，**書中提到的人未必都是心理病態者**（或稱精神病態者）。許多例子引自已經發表的報告、新聞媒體以及私下的談話內容，即使這些人早已被其他人貼上標籤，我仍無法確定他們是否真為心理病態者。不過我所討論的每一個例子均有書面證據，顯示此人行為的某一面向符合心理病態的概念，抑或證明其行為或主要人格特質常見於某種精神障礙。他們可能是心理病態者，可能不是。但這類行為，不論是透過書面記載或口述，均可用來剖析心理病態的特質與行為。**讀者不應該因為某人出現在本書描述的某種情境，便斷定其人有心理病態**。

作者序

心理病態者在社會上巧取豪奪，他們深具魅力，懂得用手段控制他人，為了遂行己欲從不留情面，騙取許多人的芳心或錢財，或使人期待落空。這種人完全沒有良知，對別人毫無感情，因此想怎麼做就怎麼做，想要的東西非到手不可，即使違反社會規範和期待也毫無愧疚或悔意。不知所措的受害人總是滿腔絕望地問：「這些人是誰？為什麼會有這種人？我們該如何保護自己？」過去一百年以來，諸如此類的問題是精神醫學臨床思辨和實證研究的重心，也是我耗費四分之一世紀的心血所繫。但直到最近幾十年，有關心理病態者的大謎團才慢慢解開。

當我答應寫作本書時，心裡很清楚，要細心審慎地將科學數據傳達給大眾了解絕非易事，倒不如留在象牙塔內，和其他學者討論玄奧的問題、編寫教科書和文章，更加輕鬆。然而近年來，心理病態者愈加猖狂，愈來愈多人上當受騙，新聞媒體充斥著暴力犯罪、金融醜聞、辜負大眾信任的行徑，往往匪夷所思。無數電影、小說以連續殺人犯、詐騙高手和犯罪集團的成員為題材，儘管很多故事的描繪符合心理病態者的特徵，但也有不少例外，只不過媒體、娛樂業和社會大眾均不曾加以分辨。就算是隸屬於刑事司法體系的人員，像是律師、法庭精神科醫生或法庭心理學家、社工人員、假釋官、執法人員、矯正機關人員等，對自己經常打交道的這些心理病態者，所知也很有限。本書將闡明，不懂得分辨罪犯究竟有無心理病態，恐將對社會造成嚴重後果。從個人角度來說，你也可能遇到心理病態者，留下痛苦的回憶。為了你個人的身心健康和財務狀況著想，得具備辨識心理病態者的能力，才能夠保護自己，把損失減到最低。

大部分關於心理病態的科學文獻充斥著醫學詞彙，太過抽象，缺乏行為科學背景的人不容易讀懂。我打算把這類文獻寫成清楚明瞭的文字，不僅是為了大眾，也為了從事刑事司法工作的人。我盡量不過分簡化理論和研究成果，或誇大事實。若有讀者讀出了興趣，可以善用各章的註解，深入探索。

本書的科學成分實際上反映了我在實驗心理學與認知心理生理學方面的背景，也許有些讀者發現本書對心理動力論（如潛意識過程與衝突、防禦機制等等）的著墨太少，而感到失望。近十五年來，許多書籍、文章探討心理病態的心理動力，但我認為這一類討論並未讓我們對精神異常有更多了解，因為心理動力敘述大多偏向紙上談兵，有時甚至產生循環論證的邏輯謬誤，經不起實證研究的考驗。不過近年來這兩大領域漸趨一致，有人嘗試結合心理動力學的假設及行為科學的理論和做法，部分研究成果相當有趣，本書會選擇相關者加以討論。

這些年來，我身邊始終有一群傑出的研究生和助理，真的很幸運。我們建立起互惠的關係：我帶領他們，提供資源、培養教育，而他們常有不落俗套的想法，激發創意的火花，充滿研究熱忱，使實驗室活力十足、產量豐富。從我的實驗室產出的文章常將研究生列為資深作者，他們的貢獻自不待言。我尤其感謝史蒂芬・哈特（Steven Hart）、艾黛兒・弗斯（Adelle Forth）、提摩西・哈波（Timothy Harpur）、雪莉・威廉遜（Sherrie Williamson）、布蘭妲・吉爾斯壯（Brenda Gillstrom）等人，十年來鼎力協助我做研究，激盪思考。

這項研究有賴於加拿大醫學研究會（Medical Research Council of Canada）、麥克阿瑟心理健康及法律研究網絡（MacArthur Research Network on Mental Health and the Law）及英屬哥倫比亞健康研究基金會（British Columbia Health Research Foundation）提供補助。

大部分研究是在隸屬於加拿大矯正局的機構進行，在此感謝這些機構的收容人和職員通力配合。為保護參與研究的收容人的隱私，我變更了特殊個案的細節，或將數個例子融匯成一個個案。

我要感謝茱蒂絲・瑞根（Judith Regan）鼓勵我寫作本書，也要謝謝蘇珊・利普謝特（Suzanne Lipsett）教我如何把專業知識寫成易讀的文章。

我的女兒雪柔和我妹妹妮維爾堅毅勇敢、仁慈而優雅，深深影響了我對人生的觀照。我要特別感謝太太兼摯友艾芙芮，她自身的專業領域也需要付出大量心力，卻仍能騰出時間和精力，積極鼓勵我做研究。這些年來，她的溫暖、判斷力與臨床診斷的敏銳，使我快樂、安心，並得以維持精神上的健全。

導言

問題本身

好人極少疑心旁人幹壞事，壓根兒無法想像自己不會做的事，有些人就是下得了手。好人往往選擇最平淡的解決方式，認為這樣做才對，然後事情就到此為止。這些正常人總以為心理病態者既然內心醜惡，外表一定也很恐怖。但事實絕非如此。現實生活中，惡人看起來比真正正常的兄弟姊妹更加循規蹈矩，致力於實踐美德，幾乎臻於至善。這就好比蠟做的玫瑰花苞或塑膠桃子看起來更漂亮，更像我們心目中的玫瑰花苞或桃子。贗品仿效正本，卻比微瑕的正本更完美。

——《壞種》（*The Bad Seed*），

美國作家／威廉・馬奇（William March）

幾年前我和兩名研究生合寫一篇論文，投稿到科學期刊。論文提到一項實驗，是我們把成年男人分成幾組，以生醫記錄器監測他們從事語言活動時的腦部放電現象，大腦放電的一連串電波變化顯現在紀錄表上，稱為腦電圖（electroencephalogram，簡稱 EEG）。但編輯將這篇論文退回，表示恕難採用，理由是：「坦白說，我們覺得這份論文裡有些腦波型態非常奇怪，這類腦電圖不可能是偵測真人得到的結果。」

部分腦波型態的確奇特，但我們沒有找外星人來偵測，腦電圖也不是捏造的。我們的腦電圖受試者包含各色人種、文化、社會和職業。每個人都曾遇過這種人，也有人甚至被騙得團團轉，在往後的日子裡被迫與他們帶來的傷害共存，努力過回正常生活。他們泰半充滿致命的魅力，臨床上稱做心理病態者或精神病態者（psychopath），共通點是缺乏良知到令人咋舌的地步，為求一己的滿足不惜犧牲他人。當中許多人因此鋃鐺入獄，但逍遙法外的也不少。這種人只管拿，不肯付出。

本書以正面迎擊的態度討論心理病態（psychopathy），忠實呈現心理病態的面貌。一直以來，心理病態就像是幽微的謎團，整個社會諱莫如深，實際上去深入了解是至關緊要。經過長達幾世紀的討論和假設，加上近幾十年心理學的實證研究，如今終於露出了曙光。

或許你還不了解此一問題的嚴重性。不妨這麼說，根據保守估計，北美至少有兩百萬名心理病態者，光是紐約市就有十萬個，每天與一般人擦身而過。這問題絕非神祕的個案，只影響少數人。不，心理病態無所不在，沒人能夠置身事外。

同時必須思考的是，心理病態和思覺失調症的普及程度不相上下，後者也為患者和家人帶來極大的精神折磨，然而，思覺失調症為家庭帶來的痛苦煩惱，遠不及心理病態在個人、社會、經濟層面造成的巨大傷害。心理病態者撒下了天羅地網，幾乎沒人能倖免於難。

心理病態最明顯的表徵（但絕非唯一表徵），是明目張膽違反社會規範。毫不意外地，許多心理病態者都是罪犯，但也有不少人和我們一樣生活在自由天空下，施展魅力，宛如變色龍般任意變換身分，四處拐騙，許多人的人生從此變調。

拼湊起已知的心理病態碎片，顯現的拼圖是以自我為中心、麻木無情、毫無慈悲心的人，既缺乏同理心，亦無法與他人建立溫馨的情感關係，再加上不受良知的制約，通常無往不利。經過思考，你會發現這類人所缺乏的，正是人類賴以和諧共居的特質。

這張圖像令人不快，有人甚至懷疑是否真有這種人存在。但你只要想想就會發現，近年來社會上出現十分猖狂的心理病態案例，而且持續增多。數十種書籍、電影、電視節目，報上的頭條新聞和文章數以百計，無不顯示我們在媒體上看到的那些人，例如連續殺人犯、性侵犯、竊賊、騙徒、詐欺犯、家暴者、白領罪犯、拉抬股價從中獲利者、不法經紀商、虐待兒童者、幫派成員、被取消律師資格的律師、毒梟、職業賭徒、犯罪組織的成員、遭吊銷執照的醫師、恐怖份子、邪教教主、唯利是圖的傢伙，以及不擇手段的生意人等等，大多數都是心理病態者。

從這個角度讀報，很容易看出這個問題的嚴重性。這些冷血、毫無良知的兇手，令大眾既憎惡又感到好奇。本書從目前流通的資料中擷取了一些例子，很多曾改編成電影，列舉如下：

◆ **約翰・蓋西（John Gacy）**生於美國伊利諾州迪普拉因，是一名建築承包商，曾獲選為青年商會「年度傑出人物」，還曾扮成「小丑波格」逗小孩開心。曾與卡特總統的夫人羅莎琳合照。他在一九七〇年代殺死了三十二名年輕男孩，把大多數屍體埋在自家房子底下、裝電線的狹小通道。[1]

◆ **查爾斯・索布拉（Charles Sobhraj）**是法國籍，生於越南西貢（胡志明市），父親說他是「破壞狂」。踏入社會後變成了跨國詐欺犯、走私販子、賭徒和謀殺犯，騙光不少人的錢，傷了好些女性的心，給觀光客下藥。一九七〇年代，他的殺人紀錄幾乎遍及東南亞各國。[2]

◆ **傑弗瑞・麥當諾（Jeffrey MacDonald）**是醫師，美國陸軍特種部隊出身，一九七〇年殺害了太太及兩名子女，宣稱所有罪行都是「一群吸迷幻藥的人」犯下的，曾獲大量媒體關注，有人將他的故事寫成書，並改編為同名電視迷你劇集《致命的幻影》（*Fatal*

Vision）。3

◆**蓋瑞・提森**（**Gary Tison**）因謀殺罪被判刑，善於鑽刑事司法制度漏洞，一九七八年借助三個兒子的力量，從亞利桑那州某座監牢中脫逃，之後四處逞凶，謀害了六條人命。4

◆**肯尼斯・比安奇**（**Kenneth Bianchi**）和另一人共同犯下多起勒死少女的案件，全都棄屍山坡。一九七〇年代末期，洛杉磯地區有十餘名年輕女性遭到他性侵、虐待後殺害。他供出表哥安杰羅・波諾（Angelo Buono）是從犯，還企圖騙過精神科專家，說自己是多重人格障礙患者，另一個人格「史帝夫」才是凶手。5

◆**理察・拉米雷茲**（**Richard Ramirez**）是撒旦信徒，犯下多起命案，人稱「黑夜跟蹤狂」。他語帶自豪地說自己「邪惡」。一九八七年被判涉入十三宗謀殺案、三十宗重罪，包括搶劫、竊盜、性侵、肛交、口交及企圖謀殺。6

◆**黛安・唐絲**（**Diane Downs**）開槍射殺子女來討好一個不想要小孩的男人，但她認為自己才是受害人。7

◆**泰德・邦迪**（**Ted Bundy**）是美國中部白種男人，於一九七〇年代中期連續殺害三、四十名年輕女子，表示自己是因為看太多色情刊物，某種「惡毒的東西」占據了他的內心。他已在佛羅里達州伏法。8

◆ **克里弗・奧森（Clifford Olson）**是加拿大連環殺手，說服政府付他十萬美元，才願意把被害女子的藏屍之處告訴當局，一心想成為鎂光燈下的焦點。[9]

◆ **喬・杭特（Joe Hunt）**說起話來有如連珠炮，善於操縱，一九八〇年代初期於洛杉磯一手策畫了假投資案（俗稱「億萬少年俱樂部」），專門詐騙有錢人，也涉及兩起謀殺。[10]

◆ **威廉・布拉菲爾德（William Bradfield）**是能言善道的經典文學教師，殺害同校女老師和她的兩個小孩，獲判有罪。[11]

◆ **肯・麥可艾羅（Ken McElroy）**生於美國密蘇里州一個名叫斯基德摩爾的小鎮，多年來在當地搶劫、性侵、燒傷、射殺、嚴重傷害多位鎮民，最後於一九八一年被人開槍射死，現場有四十五名民眾目擊此事。[12]

◆ **柯林・皮奇福克（Colin Pitchfork）**為英國人，曾當眾露出性器官、性侵並殺死被害人，是第一個根據ＤＮＡ證據被定罪的殺人犯。[13]

◆ **肯尼斯・泰勒（Kenneth Taylor）**性嗜女色，在美國紐澤西州執業當牙醫，拋棄第一任妻子，企圖殺死第二任妻子。一九八三年和第三任太太度蜜月時，便痛毆新婚妻子，翌年動手打死了她，把屍體藏在後車廂，還開車去探望父母和第二任妻子。後來他聲稱自己是基於自衛才殺她，因為他「目睹」妻子對稚子性虐待，妻子憤而先攻擊他。[14]

◆ **康斯坦丁・帕斯帕拉奇（Constantine Paspalakis）**和**黛芮・杭特（Deidre Hunt）**將一名年輕男子虐待致死，並全程拍下影片，被判死刑。[15]

這一類的人及其罪行，自然吸引了我們的注意。有時候，大眾把他們和犯下極其恐怖罪行、似乎患有嚴重精神病的無差別殺人犯混為一談，例如艾德華・蓋恩（Ed Gein）是精神病殺人犯，會扒下被害人的皮然後吃掉；[16]艾德蒙・肯伯（Edmund Kemper）別名「女學生殺手」，有性虐待及戀屍癖傾向，會將被害人分屍；[17]大衛・柏克維茲（David Berkowitz）自稱「山姆之子」，專挑坐在車內的年輕情侶下手；[18]傑弗瑞・達莫（Jeffrey Dahmer）外號「密爾沃基怪物」，承認凌虐、殺害並肢解十五名男子（包括男孩），被判處十五次無期徒刑。[19]雖說這類殺人犯（包括肯伯、柏克維茲和達莫），往往被判定為神智正常，但他們窮凶極惡的犯行、令人匪夷所思的性幻想，以及對權力、凌虐和死亡的強烈愛好，其實嚴重挑戰了神智正常的界限。

然而，根據現行法律及精神醫學的標準，有心理病態的凶手不是瘋子，他們的惡行絕非肇因於心智狂亂，而是運用理性殘忍盤算而來，並且不把他人看作具有思考及感受能力的人。看似正常的人做出毫無道德良知的事，教人難以相信，也使我們不知所措。

儘管這種事令人不安，我們仍須保持清明的觀照，因為大多數心理病態者從不殺人，照樣遂其所願。若一味強調報上最駭人聽聞的案件，就無法看清事情的全貌：不殺人的心理病態者也會影響到我們的生活，他們不打算奪人性命，卻是巧舌如簧，很可能騙走我們的畢生積蓄。

話說回來，備受矚目的案子也很有價值，因為通常有完整紀錄，提醒我們世上真的有這種人，而且可能是親戚、鄰居或同事，他們在東窗事發之前，看起來和我們沒兩樣。這些案例也顯示，所有心理病態者的個案史都有個共通點，也就是對他人承受的痛苦或折磨毫無感覺，這一點著實令人惶惑不安。簡單來說，他們沒有一丁點同理心；人得先有同理心，才能去愛人。

學界為了找出成因，先檢視這些人的家庭背景，但毫無斬獲。的確有些心理病態者的童年在物質和情感層面都很匱乏，亦曾遭受虐待；然而，生於溫暖富足家庭的心理病態者也不在少數，而這些人的手足都是正常、依良知行事的人，具備關愛他人的能力。更何況，大多數有悲慘童年的人長大後，也沒有變成心理病態或冷酷殺人。認為幼年遭受虐待的兒童成年後會有暴力傾向，這樣的論點或許能夠闡明人類發展的某些面向，但在心理病態的研究上用處不大。心理病態之形成一定有更深層的原因，只是不容易釐清。本書是我二十五年以來持續尋找答案的紀錄。

在尋找解答的過程中，我致力於提出一套準確的方法，以區分一般人和心理病態者。假如我們無法辨認出這類人，不論是個人或整個社會，都注定要受害。舉個常見的例子，每當殺人犯假釋出獄後很快再度犯案，許多人疑惑不解，不敢置信地問：「為什麼會把這種人放出來？」不久之後，當他們得知犯案的人有心理病態，滿腔困惑便轉成憤怒，因為假如有關當局（包括假釋裁決委員會）都做好功課，暴力犯罪原本是可以預防的。我希望本書有拋磚引玉之效，提醒大眾和刑事司法單位更了解心理病態的本質、問題的嚴重性，以及該採取哪些步驟，降低心理病態對一般人造成的傷害。

----

1 Tim Cahill (1987). *Buried Dreams*. New York: Bantam Books.

2 Richard Neville and Julie Clarke (1979). *The Life and Crimes of Charles Sobhraj*. London: Jonathan Cape.

3 Joe McGinniss (1989). *Fatal Vision*. New York: New American Library.

4 James Clarke (1990). *Last Rampage*. New York: Berkley.

5 Darcy O' Brien (1985). *Two of a Kind: The Hillside Stranglers*. New York: New American Library.

6 Clifford Linedecker (1991). *Night Stalker*. New York: St. Martin's Press.

7 Ann Rule (1987). *Small Sacrifices*. New York: New American Library.

8 ----(1980). *The Stranger Beside me*. New York: Signet.

9 Ian Mulgrew (1990). *Final Payoff*. Toronto, Ontario: Seal Books.

10 Sue Horton (1989). *The Billionaire Boys Club*. New York: St. Martin's Press.

11 Joseph Wambaugh (1987). *Echoes in the Darkness*. New York: Bantam Books.

12 Harry MacLean (1988). *In Broad Daylight*. New York: Dell.

13 Joseph Wambaugh (1989). *The Blooding*. New York: Bantam.

14 Peter Mass (1990). *In a Child's Name*. New York: Pocket Books.（曾改編成電視電影，一九九一年在CBS電視網播出。）

15 Gary Provost (1991). *Perfect Husband*. New York: Pocket Books.

16 Robert Gollmar (1981). *Edward Gein*. New York: Pinnacle Books.

17 Margeret Cheney (1976). *The Co-ed Killer*. New York: Walker & Company.

18 Lawrence Klausner (1981). *Son of Sam*. New York: McGraw-Hill.

19 Dirk Johnson (1992/2/17). "Jury weary after gruesome testimony." N. Y. Times News Service.

Chapter 1
和心理病態者打交道

我看到暗紅色鮮血從漢米亞的嘴角淌下來，滴在覆住她身軀的被單上，她被哈德壓制在身下。我動也不動，眼睛眨也不眨，這時哈德站起身來對我一笑，一面扣上深紅色皮帶扣，對我說：「真是個甜姐兒，是吧？」他吹起口哨，把褲腳從紅色鹿皮靴上端塞進去。漢米亞蜷縮身子，面朝牆壁……

——《原野鐵漢》（*Horseman, Pass By*），

美國作家／賴瑞・麥可莫提（Larry McMurty）

這些年來，我經常遇到以下這種場面。晚餐聚會時，總有熟人禮貌詢問我從事哪方面研究，我簡單敘述心理病態者的主要特徵，此時一定有人沉吟片刻，大聲說：「老天！之前那個誰一定是……」或「嗯，我以前不知道，但你說的就是我妹夫嘛！」

上述令人擔憂的回應並不限於社交場合。每隔一段時間，就有讀者打電話到實驗室找我，表示身邊的人（可能是丈夫、孩子、雇主或熟人）舉止乖張，多年來為此煩惱痛苦。

一個又一個悲哀絕望的真實故事，最能證明心理病態需要釐清與深思。本章涵括三則故事，幫助讀者了解這個奇特又引人入勝的主題，故事當事人共同的感覺是：「似乎不太對勁，卻又說不出哪裡有問題。」

其中一個故事是關於一名監獄受刑人。心理病態研究大多在監獄裡進行，這是基於實際考量，因為牢裡有許多心理病態者，診斷病情所需的資訊很容易在此取得。

另外兩則故事取材自日常生活，畢竟心理病態者不見得都會入獄。世界各地都有父母、子女、配偶、愛人、同事、倒楣的被害人，得解決心理病態帶來的麻煩，同時試圖了解其動機。許多讀者閱讀以下案例可能都會覺得惴惴不安，發現身邊有個老要人收拾爛攤子的家人或朋友，竟和案例的主人翁如此相像。

雷

一九六〇年代初期，我拿到心理學碩士後開始找工作，好養活太太和襁褓中的女兒，順便賺取攻讀博士學位的費用。我從沒進過監獄一步，結果卻到了加拿大英屬哥倫比亞省監獄工作，是裡面唯一的心理學家。在此之前，我沒有相關工作經驗，對於臨床心理學或犯罪學也沒特別感興趣。這座戒備森嚴的監獄鄰近溫哥華，令人望而生畏，專門收容只在電視上看過的罪犯。有點陌生恐怕不足以形容我當時的感受。每一件事都得從頭學，既無訓練課程，也沒有明智的導師從旁提點。第一天，我和典獄長及行政人員見了面，每個人都穿制服，其中幾個人隨身配槍。這座監獄是軍事管理，因此我也得穿「制服」：藍色外套、灰色法蘭絨長褲、黑皮鞋。我一再對典獄長說沒必要穿制服，但他依然堅持得由監獄商店做一套給我，要我去量身材。

制服似乎暗示了監獄的真相：看起來一絲不苟，實則不然。外套袖子短得離譜，褲管的長度一高一低，看來十分滑稽，兩隻鞋子也是不同尺碼。我最想不通的是鞋子的問題，因為替我量尺寸的人小心翼翼描摹我的腳型，畫在牛皮紙上。我抱怨了好幾次，但他每次給我的鞋總是一大一小，實在教人想不通。也許他是想傳達某種訊息吧，我只能這麼告訴自己。

上班第一天發生了很多事。我被帶往位於監獄大樓頂樓的辦公室，我原希望是能給人親密感、激發信任感的小辦公室，結果卻相當寬敞，大出我意料之外。我和其他人離得很遠，得打開好幾道鎖著的門才能進入辦公室，辦公桌上方的牆面有一顆異常醒目的紅色按鈕。有一名監獄警衛不明白心理學家在監獄裡要做什麼（我那時也不太明白），他告訴我那是緊急按鈕，但就算真的按了，也別指望其他人很快出現。

前一任心理學家留下不少書，儼然是個小圖書館，主要是心理測驗的書，包括羅夏墨跡測驗和主題統覺測驗。我約略了解這一類測驗，但從未做過，因此儘管這些書是少數幾樣我還算熟悉的東西，卻更加強了內心的不安，我想在這兒工作大概很難熬。

剛進辦公室不到一小時，第一個「案主」就到了。高個子、瘦削、深色頭髮，大約三十多歲。他周圍的空氣似乎有股騷動，眼神熱切盯著我瞧，令我覺得我從前根本不算是正眼看過人。他的眼神凌厲，不像大多數人停留一會兒便移開，以免對方吃不消。這名犯人，姑且稱他「雷」吧，不等我開口自我介紹就先說話了：「嘿醫生，你好嗎？喏，我有個問題需要幫忙，真的得跟你聊一聊。」

我一心想快點成為真正的心理治療師，於是請他告訴我發生了什麼事。這時他抽出一把刀子，在我鼻尖前晃了晃，面露笑容，眼神和剛才一樣緊迫盯人。我立刻想按下紅色按鈕，但逃不過雷的視線，他一定猜得到那個按鈕是用來做什麼的。也許是我感覺到他只是在試探我，也許是因為我知道按了也無濟於事，便縮了手。

當他看出我不打算按下按鈕，便向我解釋這把刀並非用來對付我，而是為了對付同房的犯人，因為那傢伙老是調戲他的「小愛人」（牢裡稱處於被動一方的男同志為小愛人）。我一時不懂他為何要告訴我這件事，但很快猜到他是在測試我，想看看我屬於哪一類職員。若我向管理階層隱瞞此事，就是違反規定，因為獄方嚴格規定若犯人持有武器，員工必須通報。但若我向上級報告，便會有風聲傳開，說我沒有站在犯人那一方，往後心理輔導工作恐怕更窒礙難行。這次會談，他多次重複自己的「問題」，結束後，我從未對外提起這把刀。幸好他並未真的刺殺那個獄友，不過我很快發現自己落入了他設下的圈套，他摸清我是顆軟柿子：為了與犯人建立專業互信關係關係，寧可違反監獄的重要規定。

打從第一次會面起，雷就想盡辦法破壞我在獄中服務這八個月的寧靜，不斷要求會面或企圖操控我替他辦一些事。有一次，他說自己很適合下廚，而我信以為真。他說對廚藝有一股熱情，將來出獄後會當廚師；他思考過如何改善監獄伙食，包括提升流程效率等等，眼前有個好機會讓他一展長才，拜託我推薦他轉出機械車廠（刀子顯然是在那兒打造的）。我一時失察，沒想到廚房裡有糖、馬鈴薯、水果和其他材料可以用來釀酒，便答允了他的要求。幾個月後，典獄長桌子底下的地板轟然一聲崩裂。騷動止息後，我們在樓板底下發現了蒸餾酒液的精密設備，不知哪個步驟出錯，導致有個容器爆裂了。即使在戒備森嚴的監獄也可能有蒸餾器，但竟有人明目張膽裝在典獄長的座位底下，讓許多人震驚不已。後來發現雷是釀造私酒的主腦，他被單獨拘禁了一段時間。

他被放出小房間後，出現在我的辦公室，彷彿什麼事都不曾發生，再度請求轉到車廠去，因為他發現自己有這方面的天分，何況總得為出獄做準備，若是有時間練習，以後就能開一家汽車維修廠……我對上一次惹出的麻煩耿耿於懷，但他不達目的絕不罷休，我最後讓步了。

過沒多久，我決定離開監獄，繼續攻讀心理學博士。離開前一個月，我差點被雷說動，去拜託擔任屋頂承包商的父親給他一份工作，好讓他順利申請假釋。我對其他同事提及此事，所有人笑不可抑。他們太了解雷了，大夥兒都上過他的當，漸漸便沒人肯相信他。是因為厭煩嗎？那時我心裡這麼想，但其實是他們全都看得比我清楚，虧我才是心理學家呢。他們多年來和雷這樣的人相處，學會了洞察人性。

雷狡猾異常，不止騙了我，也騙過其他人。他口齒伶俐，說謊不必打草稿，而且表現直率，就連經驗老到、世故的監獄職員也不由得暫時卸下心防。我初次見到他時，他的犯罪紀錄已經很驚人（之後還繼續增加），多半是暴力犯罪，成年後有一半時間在牢裡度過，卻能用種種說詞說服我和其他老鳥相信他打算改過遷善，宣稱他對烹飪、機械等等有一股難以遏制的熱情。他總是在撒謊，信口胡說，什麼都能騙。有時我翻開檔案某頁，指出他話中的矛盾，他毫無驚慌之色，只管改變話題，講起另外一件事。最後我認為雷不適合在我爸的公司工作，不肯替他說項，他的態度變得非常惡劣，嚇了我一跳。

離開監獄之前，我仍在為那輛一九五八年生產的福特汽車繳車貸，手頭很拮据。有個獄警（後來成為典獄長）願意拿他那台一九五〇年出廠的莫里斯小型汽車跟我交換，替我繳清貸款。我同意了，但這輛莫里斯有些老舊。監獄員工的車可以在監獄附設的車廠裡維修，當時雷還在那裡工作（這當然是拜我所賜，不過他可能不太樂意）。車子補漆很漂亮，汽車的馬達和傳動系統也重新設定。

我把所有家當放在車頂，剛出生的寶寶放在小夾板床，擱在後座，和太太出發前往安大略省。車子才剛駛離溫哥華，我就發現馬達卡卡的，接著車子爬了幾次緩坡之後，水箱的水沸騰起來。一名車廠技工在化油器的浮筒室發現了滾球軸承，還指出汽車水箱的軟管被人動過手腳。這幾個問題都算好解決，後來開到一段長長的下坡路時，才發現事態嚴重，因為剎車踏板踩起來軟綿綿的，直接碰到地板，根本剎不住，偏偏這段山路還很長！幸好我們還是開到了服務站，那兒的維修工人告訴我們剎車油管被人剪開，裡面的空氣逐漸外洩。這部車在保養時，雷剛好也在車廠，或許這不過是時機湊巧，但我相信監獄裡有人跟他通風報信，他知道新車主是誰。

到了學校，我的博士論文打算寫懲罰如何影響人的學習成就和表現。在動手找資料的過程中，我第一次讀到心理病態的文獻；我忘了當下是否立刻想到雷，但後來發生的事讓我又想起此人。

拿到博士學位之後，我在英屬哥倫比亞大學找到了第一份工作，離幾年前服務的那家監獄不遠。當時尚未發明電腦，整個註冊週，我和幾個同事坐在桌子後方，替大排長龍的學生們安排秋季課程。我正和一名學生談話時，突然聽到有人提起我的名字，忍不住豎起耳朵。「噢，是的，海爾博士在監獄服務期間，我擔任他的助理，大概有一年，我想是一年沒錯。替他繕打文件啦、告訴他監獄裡該注意什麼啦。當然，他也會跟我討論一些棘手的案例。我們共事很愉快。」是雷，排在隔壁隊伍的最前頭。我的助理咧！他還打算繼續掰下去，我忍不住打斷他：「哦，是嗎？」我以為他會開始慌張，但他一派鎮定跟我打招呼：「嗨博士，最近過得如何？」之後繼續和對方聊，只不過換了個話題。稍後我仔細看過他的申請書，顯然那份成績單是偽造的。算他識相，至少他沒打算修我的課。

或許最教我驚嘆的是雷總是一派從容，就算謊言被拆穿也一樣，而承辦同仁顯然絲毫沒有起疑。究竟雷具備什麼樣的心理特質，讓他不顧現實、顛倒黑白，而且毫無悔意？沒想到我後來花了二十五年做實證研究，只為了解開這個謎題。

多年後回顧雷的故事，其實頗有意思。在那之後，我研究了數百個心理病態者的案例，就沒那麼有趣了。

我進監獄服務幾個月後，獄方告訴我有個犯人即將去假釋聽證會，請我先為他做心理測驗。他因殺人罪服了六年徒刑，但我發現手邊的檔案找不到整起案件的始末，便要求他說一遍給我聽。犯人說是因為女友的小女嬰連續哭了好幾個小時，而且很臭，他只好替她換尿布，哪知「我手上沾滿她的大便，覺得很氣」，這輕描淡寫的四個字令人不寒而慄，因為接下來「我抓住她的腳，把她倒提起來，往牆上摔去」。難以置信的是，他臉上掛著微笑，說起令人髮指的殺人案好似在閒話家常，我驚愕異常，想到自己襁褓中的女兒，於是很不專業地把他趕出辦公室，拒絕再和他會面。

我很想知道這人後來怎麼樣了，前一陣子調閱了監獄檔案，得知他在我離職後一年假釋，後來搶劫銀行失手，在警匪追捕過程中死亡。根據監獄的精神科醫生診斷，此人是心理病態者，不宜假釋。倒也不能怪假釋裁決委員會漠視專業意見，畢竟當時對於心理病態的診斷既模糊又不可靠，也不知道這種診斷對於預測行為極有幫助。如今，情勢已經不同，倘若假釋裁決委員會不考慮心理病態與是否可能再犯等因素，很有可能釀成無可挽回的大錯。

愛莎和丹

她在倫敦的一家自助洗衣店遇見他，那時她剛結束一場婚姻，離婚過程歷經波折，搞得她筋疲力盡，於是向學校請了一年假。她常在這一帶碰到他，一陣子後才開始攀談，她覺得似乎早已認識他了。他性情開朗、和善，兩人一見如故。剛開始時，她覺得他總能逗她笑。

那陣子她很寂寞，天氣又十分陰冷，雨雪紛飛，她早已看過了城裡每一部戲和電影，大西洋以東她一個人也不認識。

「啊，旅人的寂寞。」共進晚餐時，丹同情地輕聲說，「沒有比這更糟的了。」用完餐後甜點，他很不好意思地說忘記帶皮夾出門。愛莎很高興地說由她付，還陪他看了兩場連映的電影，其實她前幾天已經看過了。最後兩人來到酒館小酌，他說自己是聯合國的譯者，經常環遊各國，目前是工作的空檔。

那個禮拜兩人約會四次，下一個禮拜又出去了五次。丹原本說自己住在漢普斯特的一間公寓，但過沒多久便幾乎都住在她那邊。出乎意料的是，她居然很高興。這本來不是她的作風，她甚至不曉得這一切如何發生，但她孤單太久了，如今總算找到生命中的快樂。

不過總有些事，丹從未解釋，兩人也從未攤開來談，她得一再告訴自己別去多想。比方說：

他從來不請她回家坐坐，她也沒見過他朋友。某天他搬來一個紙箱，裡頭裝滿了錄音帶，全包著塑膠封膜，像是剛從工廠拿出來、還沒打開，幾天後就不見了。有天愛莎回家時發現角落堆著三台電視機，他只說：「替一個朋友保管。」她追問了幾句，但他不肯多說。

丹第一次失約時，她擔心得要命，以為他在路上出了意外，畢竟他經常不按交通規定從對街飛奔過來。結果他在外面待了三天。第四天早上十點多她回到家，發現他在床上睡覺，渾身是難聞的香水和啤酒味，令人欲嘔。她內心的恐懼霎時被一股難以遏抑的嫉妒心取代，忍不住大聲質問：「你到哪兒去了？我一直在擔心。你人去哪？」

他醒來的臉色很難看，回嗆：「以後別再問我，不准妳問。」

「你說什……」

「愛莎，我去哪裡、跟誰在一起幹什麼事，都跟妳無關。不要問。」

他彷彿變了個人，但不一會兒他似乎完全清醒了，努力打消睡意，伸手去拉她：「我知道妳很受傷，」仍是一貫的溫柔語氣，「不妨把嫉妒想成是流行性感冒，過幾天就好了。寶貝，妳會好的，妳一定會。」宛如母貓親舐小貓那樣，他和她廝磨了一會兒，她不再懷疑他，但始終覺得那段關於嫉妒的說法很怪，她想，他一定不曾感受過信任破碎的痛苦。

有天晚上，她問他可不可以去樓下轉角買一支冰淇淋給她。他沒回答，當她抬起頭看他，發現他怒睜雙眼瞪著她，用奇異的諷刺口吻說：「妳想要什麼就有什麼，對吧？小愛莎想要哪樣小東西，都會有人一躍而起，馬上出門去買，他們都很聽話吧？」

「你在開玩笑嗎？我才不是這樣。你到底在說什麼？」

他從椅子上站起身來，走出她家。她再也沒見過他。

雙胞胎

在雙胞胎女兒的三十歲生日當天，海倫和史帝夫回首過往，內心五味雜陳。儘管艾芮兒的成就令夫婦倆感到光榮，但艾莉絲卻是行徑乖張、揮霍無度，老教父母頭痛。她們是異卵雙胞胎，不過從小到大都長得很像，只是個性南轅北轍，一如白天與黑夜；或許天堂和地獄是更恰當的比喻。

真要說的話，三十年來，兩人的對比愈發驚人。艾芮兒上禮拜打電話回家報告好消息：幾位主要合夥人明白告訴她，只要她繼續賣力表現，不出五年一定會晉升為他們當中的一份子。但艾莉絲的那通電話（其實是宿舍輔導員打來的）就不太妙了。艾莉絲和另一個室友前天半夜離開中途之家，一直沒回來。上一次出事時，他們最後在阿拉斯加找到她，當時她已經飢腸轆轆、身無分文。那一回已經數不清是第幾次，父母必須匯錢讓艾莉絲買機票回家。

儘管艾芮兒在成長過程中也出現過問題，但這些問題都還算正常。有時不順她的意，她會生悶氣鬧情緒，進入青春期更是如此。高中一年級時，她偷學抽菸、吸大麻。大二時輟學，擔心人生缺乏方向代表她的潛力不足。但出社會一年後，艾芮兒決定讀法學院，從那時起一路過關斬將。法律激起她莫大的興趣，全力以赴，務求做到最好。她在校撰寫法律評論，以優異成績畢業，第一次面試就得到工作。

至於艾莉絲，情況總是不大對勁。姊妹倆都是小美人，但海倫從她們三、四歲起，便驚訝發現艾莉絲知道運用小女孩可愛的優勢，靠外表贏得她要的一切。海倫甚至覺得她很會賣弄風情，身旁一有男人，她就開始裝腔作勢，然而這麼看待年歲尚幼的女兒，使她深感內疚。表姊送給她們一隻小貓，卻被發現遭人掐死在後院，艾芮兒傷心欲絕，艾莉絲的幾滴眼淚看起來卻很勉強。海倫盡量無視內心的揣測，但總覺得艾莉絲和小貓的死脫不了干係。

姊妹難免爭吵，然而同樣地，兩人吵架時，事情總有些不對勁。艾芮兒每次都是消極防守，而艾莉絲一定是先發動攻擊的一方，她似乎非常喜歡弄壞艾芮兒的東西。艾莉絲十七歲離開家時，大家都如釋重負，至少艾芮兒現在可以輕鬆生活了。過沒多久，家人發現艾莉絲一搬到外面就開始吸毒，如今她不只是衝動行事、愛鬧脾氣、乖悖異常，還染上了毒癮，用盡一切方法來滿足這個惡習，包括偷竊和賣淫。保釋金和戒毒療程變成海倫和史帝夫的經常開銷，每次戒毒療程要花上一萬美金，在美國新罕布夏州一家高級診所連續治療三週，對夫婦倆來說是沉重的負擔。史帝夫聽到艾芮兒傳來的好消息，說道：「我很高興家裡至少有人能自給自足。」他不知道自己還能替艾莉絲善後多久，甚至認真思考，一直不讓她去坐牢是不是錯了？畢竟承擔行為後果的人應當是她，而不是父母，不是嗎？

但海倫對此事態度十分堅決：只要她還在，一定會付保釋金，她的孩子絕不能坐牢，一天也不行（其實艾莉絲早就在牢裡待過好幾天，但海倫裝做沒這回事）。這演變成誰該負責的問題，海倫深信一定是她和史帝夫在教養過程中做錯了什麼，雖然過去三十年來，她不斷反躬自省，實在不曉得哪裡做錯了。也許問題出在潛意識，也許當醫生告訴她可能懷了雙胞胎，她一開始沒那麼雀躍；也許她不自覺忽略了艾莉絲，因為她剛出生時比艾芮兒更精力旺盛。也許是因為她和史帝夫堅持兩個女兒必須打扮得不一樣、去不同的舞蹈學校和夏令營，引發了雙重人格綜合症。

也許確實有原因，但海倫忍不住懷疑，父母不都犯過錯？父母難免會在某些時期無意中偏愛某一個小孩吧？眼看孩子面對生命的變化，有起有落，父母不都感到欣喜？沒錯，但並非每一對父母都會養出艾莉絲這樣的孩子。海倫在兩個女兒還小時，密切觀察其他父母的教養方式。她看過相當粗心或偏心的父母，卻能養出性情穩定、適應良好的孩子。她知道孩子若經常遭父母打罵就容易偏激，甚至行為有偏差，但海倫深信就算她和史帝夫犯過錯，也絕不是這樣的父母。

女兒三十歲了，海倫和史帝夫憂喜參半：一對雙胞胎身體健康值得感恩，艾芮兒找到穩定又有成就感的工作也教人高興，當然一如既往，兩人擔心艾莉絲目前的下落，不知道她過得怎麼樣。但或許這對結縭多年的夫婦在遙祝女兒生日快樂的當下，最深的感觸是失落吧，因為經過這麼多年，情況沒有絲毫改善。已經二十世紀了，他們理應能夠解決問題。憂鬱症服藥便能治好，恐懼症也有療法能控制，但這些年來，來看過艾莉絲的醫師、精神科醫生、心理學家、治療輔導員和社工不計其數，卻沒人能針對她的問題提出解釋或矯正方法，甚至沒人確定她是否有精神病。海倫和史帝夫經過三十年的努力，仍只能隔著桌面，傷心地問：「她是瘋了，還是單純不學好？」

Chapter 2
完整的圖像

他選擇你，用伶俐的言語打動你卸下心防，隨時控制你。他充滿機智，常提出各種計畫逗你開心。他教你如何找樂子，但付帳單的一定是你。他滿臉笑容欺騙你，有時露出讓你害怕的眼神。當他覺得跟你玩完了（他總有一天會跟你玩完），便立刻無情遺棄你，也帶走你的純真和自尊。他走了之後，你非常悲傷，卻不見得學到教訓。許久之後，你還在想發生了什麼事，自己哪裡做錯了。假如這種傢伙再度敲你的門，你會開門嗎？

——一篇署名為「牢裡的心理病態者」短文
（"A Psychopth in Prison"）

問題懸而未決：「艾莉絲是瘋子還是壞蛋？」

長久以來，這個問題不止困擾心理學者和精神科醫生，也讓哲學家和神學家頭疼不已。我們想問的是：心理病態者是否真的有精神病，抑或神智完全清楚，只是愛破壞規則而已？

這不僅是語意上的問題，從另一方面來看，也具有無可估量的實質意義。心理病態者究竟該由精神科專業人士治療，抑或交付司法矯治機構負責？世上每一個人，不管是否意識到這個問題，無論其職業是法官、社工、律師、教師、心理健康工作者、醫生、矯正機關人員，或一般大眾，都需要知道答案。

問題沒那麼簡單：剪不斷理還亂

大多數人不太明白這個主題，甚至產生誤解，因為「心理病態」（psychopathy）一詞本身就容易誤導。這個詞可以拆解成精神（psyche）和疾病（pathos），字面上是「精神疾病」的意思，部分字典中仍收錄此一涵意。經媒體大肆濫用，變成「神智失常」或「瘋狂」的同義詞，誤會就更深了一層，諸如：「警方表示，目前有一名『變態狂』在逃。」或者，「殺她的那個傢伙一定是個『神經病』。」

大部分精神科醫生和研究人員不會這麼說，因為他們深知從精神疾病相關研究的傳統觀點，無法解釋何為心理病態。心理病態者（或稱精神病態者）並未喪失判斷力，沒有與現實脫節，亦無妄想、錯覺或常見於其他精神障礙的主觀痛苦感受。與精神病患不同的是，心理病態者具備理智，知道自己在做什麼、為何要這麼做，他們的行為是在行使個人意志下所做的決定。因此，若是經診斷有思覺失調症的某人違反社會規範，比方說接收到「來自火星上的太空船」指令而殺死路上某甲，我們會判定此人神智異常，不必為此事負責。倘若另一人經診斷有心理病態，犯下同樣的罪，則會被判定是神智正常，必須坐牢。

儘管如此，一般人聽到殘酷罪行，尤其是連環殺人或凌虐，總會說：「肯定是瘋了才會幹這種事。」或許是吧，但未必符合「瘋」這個字在法律或精神病學上的意涵。

前面曾經提到，有些連續殺人犯確實是神智失常。拿艾德華・蓋恩來說，[1]他犯下數起駭人聽聞、匪夷所思的罪行，成為好幾部電影和小說的題材，如《驚魂記》（*Psycho*）、《德州電鋸殺人狂》（*The Texas Chainsaw Massacre*）和《沉默的羔羊》（*The Silence of the Lambs*）。他殺人後將其分屍，有時吃掉被害人，甚至扒下皮膚或卸下身上某個部位，做成可怖的燈罩、衣服或面具。他接受審判時，檢方與辯護方的精神科醫師一致認為他有精神病，診斷結果是慢性思覺失調症，於是法官判他進入專收神智失常罪犯的醫院。

然而大多數連續殺人犯和蓋恩不同。他們也許凌虐、殺死被害人後將其分屍，行徑令人髮指，嚴重挑戰了我們對神智正常的概念；不過，大部分案例並無證據顯示他們神智失常、精神悖亂、或患有精神病。隨便舉幾個例子：泰德・邦迪、約翰・蓋西，或是美國據說殺人最多的連續殺人犯亨利・李・盧卡斯（Henry Lee Lucas），均診斷出是心理病態者，也就是說，依目前精神病學和法律標準，這些人算是神智正常。因此，他們被送進牢房，甚至處死。

但凶手究竟是患有精神病，抑或是神智正常卻有心理病態，兩者的分野並不容易釐清。幾世紀以來，科學界為此爭辯不休，有時甚至涉入形而上學的領域。

醫學詞彙

許多研究人員、精神科醫師及作家將心理病態者（psychopath）與社會病態（sociopath）者兩詞混用，例如湯瑪斯・哈里斯（Thomas Harris）在《沉默的羔羊》一書中形容漢尼拔・萊克特是「十足的社會病態」，同名電影的編劇卻稱他為「不折不扣的心理病態者」。

有時候，使用社會病態性格（sociopathy）一詞，是因為心理病態一詞容易與精神病或神智失常混淆。約瑟夫・溫伯（Joseph Wambaugh）在《流血》（*The Blooding*）一書中提到英國的性侵殺人犯柯林・皮奇福克，並寫道：「精神科醫師在報告中用的不是『社會病態』一詞，而是『心理病態者』，這實在很可惜，因為後者容易使人誤會。承辦這件案子的人似乎都以為心理病態者就是精神病患。」

許多時候，你選擇的醫學詞彙，反映出你如何看待某種臨床症候群或病症的形成和決定因素。有些精神科醫生和研究人員，甚至大多數社會學家和犯罪學者相信，這些症狀是源於社會外力和早期經驗的衝擊，因此認為「社會病態者」較恰當。另一派人（包括本書作者）覺得心理、生物和遺傳因素亦促成症狀的發展，傾向採用心理病態者一詞。因此同一個人遇到某個專家，可能被診斷為社會病態者；遇到另一個專家，則會被認定是心理病態者。

以下是我的一名學生（A）和罪犯（B）的對話，不妨思考一下：

A：「監獄的精神科醫師替你診斷之後，是怎麼說的？」

B：「她說我……不是社會病態者，而是心理病態者。還滿好笑的。她說不必擔心，因為有的醫生或律師也可能是心理病態者。我說：『嗄，我明白。要是妳搭的班機被劫持，妳比較想坐在誰旁邊？是某個社會病態者，或是嚇到拉褲子害得大家統統被殺的精神官能症患者，還是我？』她差點從椅子上跌下來。我寧可診斷出是心理病態者，也好過社會病態者。」

A：「不都一樣嗎？」

B：「不，不一樣。喏，社會病態是因為成長過程出了問題，也許因此對社會不滿。但我對社會沒有不滿，也沒有敵意，我天生就是這樣。嗯，我想我寧可當心理病態者。」

根據美國精神醫學學會一九八〇年出版的第三版《精神疾病診斷與統計手冊》（DSM-III）及一九八七年的修訂版（DSM-III-R，兩者皆是診斷精神病的聖經）[2]，反社會人格障礙（antisocial personality disorder）算是與「心理病態」和「社會病態」意思相當接近的醫學詞彙。反社會人格障礙的診斷標準是一長串反社會和違法行為。這份清單剛出現時，多數人認為一般精神科醫師不見得能夠診斷人格特質，像是同理心、自我中心、罪惡感等等，因此這套診斷標準是基於精神科醫師能夠客觀評估的行為異常。

如此便造成了過去十年來的一筆糊塗帳，許多精神科醫師誤以為反社會人格障礙和心理病態是同義詞。根據 DSM-III 和 DSM-III-R，以及一九九四年出版的 DSM-IV，反社會人格障礙主要是指一連串犯罪和反社會行為，大多數罪犯都輕易符合這一類特徵。但心理病態的定義包括了人格特質及行為異常。大多數罪犯並非心理病態者，也有不少心理病態者終其一生遊走於法律邊緣，卻從不曾坐過牢。記住這一點，日後若有機會請教精神科醫師或律師，先確定他們了解反社會人格障礙與心理病態有何不同。[3]

歷史淵源

《決死突擊隊》（*The Dirty Dozen*）是一部經典電影，極力頌揚好萊塢長久以來的迷思：心理病態者能夠被改造成英雄。情節是關於一群凶猛鬥狠的罪犯必須做出抉擇：是要繼續坐牢，抑或請纓參加無異於自殺的任務，任務本身是攻佔一處城堡，據悉德軍精英部隊在此藏匿。不消說，突擊隊攻堅成功；也不消說，他們都被奉為英雄，令好幾代的觀眾大呼過癮。

精神科醫師詹姆士・魏斯（James Weiss）在《除了我和你》（*All But Me and Thee*）一書中，說的卻是結局迥異的故事。第二次世界大戰期間，陸軍准將艾略特・庫克（Elliot D. Cook）及其下屬羅夫・賓恩上校（Ralph Bing）著手進行一項調查，兩人來到美國麻州鱈魚角的陸軍東岸集中營，從低階將士往上查到「連」的層級，希望查出這裡的兩千餘名犯人為什麼會被關到這裡。

正如魏斯所說，在這些案例中，往往是類似的悲傷事件反覆重演。有的士兵得知連上即將和對方交戰，自告奮勇回去搬運補給物資，從此蹤影全無。也有的士兵從偷食物演變成偷卡車，最後在飆車過程中把卡車給撞爛。這種人視同袍的利益於無物，不顧交戰必須謹慎的原則，只顧及時享樂，特別容易陣亡：「所有人全都低下頭去，只有彼得森……抬起頭，一名德國狙擊兵朝他開了一槍，貫穿頭顱中央。」遑論完成英雄壯舉，畢竟當英雄需要以良知為本的策畫、智巧與積極行動。

經過好萊塢的演繹，《決死突擊隊》的一群主角彷彿完人。但魏斯的結語說得好，現實人生中，「戰爭無法改變人的本性，就算能也很罕見。」

——*Journal of Operational Psychiatry* 第五期，詹姆士．魏斯，一九七四年

十九世紀初期的法國精神科醫師菲力普．皮內爾（Philippe Pinel）是著書探討心理病態者的先驅。他用「瘋狂但無譫妄現象」來描述這種人毫無悔意與自制力的特定行為模式，強調這種行

為和尋常的幹壞事不同。[4]皮內爾認為這種情況不屬於道德上的惡，但有其他人寫文章表示這類病人「道德失常」，乃是邪惡的化身，從此開啟了長達數十年的論戰，一方認為心理病態者是「瘋子」，另一方說他們是「壞蛋」、甚至是「惡魔」。

隨者二次大戰開打，基於新的實務需求，這樣的論爭變得迫切，必須脫離紙上談兵。首先，軍隊需要在徵召士兵之前，先辨認並診斷容易違反軍紀、甚至抗命的那一群人，假如可能的話也要加以治療，這個問題很快吸引了大眾的注意。隨後納粹展開大規模的屠戮與冷血的滅種計畫，更顯示心理病態可能帶來慘烈後果。為何事態發展至斯？何以少數幾個人，甚至是一國的元首，能夠違反大多數人認可的道德準則，恣意按照一己低劣的衝動和幻想行事？

許多人寫書探討此一問題，但影響最大的莫過於哈維・克萊克里（Hervey Cleckley）。他所寫的《常人的面具》（*The Mask of Sanity*）於一九四一年初次出版，[5]如今是公認的經典。克萊克里呼籲大眾重視這個遭到忽視、但非常可怕的社會問題。他以極其生動的筆觸描述病人，使大眾首次得以一窺心理病態的詳細面貌。書中提到一名叫葛瑞格的病人，還附上看診時的筆記。葛瑞格是個年輕男子，被捕紀錄相當輝煌，他企圖殺害母親未遂，因為他的手槍剛好故障。克萊克里寫道：

要說清楚這名年輕人惹過多少麻煩，至少需要幾百頁才交代得完。他反覆做出反社會行為，而導火線往往是微不足道的小事；此外，許多事明明可以預防，他卻無法從經驗中獲得教訓，一味重蹈覆轍，這一切都讓我覺得他是典型的心理病態人格。依我之見，他會一直這樣下去，而我也不知道有什麼精神病治療方式能對這種行為造成影響，或幫助他稍微調整心態和作為。

克萊克里書中的案例隨處可見這樣的字句：「聰明機敏」、「說話風趣」、「魅力非凡」。他注意到入獄的心理病態者善於運用高超的社交技巧，說動法官把他送進精神病院。一旦進入精神病院，那裡的人因為他破壞力太強，不歡迎他，他便再度施展技巧拿到出院證明。

作者的臨床描述十分生動，同時也思考了心理病態者行為背後的意義：

（心理病態者）不明白何謂價值觀，因此根本無從理解這一類的事。他對描述人類悲喜或奮鬥的嚴肅文學或藝術作品，一概毫無興趣；對現實生活中的悲喜、奮鬥也無動於衷。不論是美醜、善惡、愛、恐怖和幽默，於他而言均無實際意義，缺乏使他感動的力量；他僅能停留在非常膚淺的層次。尤有甚者，其他人受到感動，他也看不出來；即使智力甚高，在這方面，他好比是色盲。就算解釋給他聽也沒用，因為他的感知範圍裡沒有類似的東西能幫助他了解，因此無法彌補鴻溝。他能夠把聽來的話流利複述一遍，卻始終不知道自己根本就不懂。

《常人的面具》深刻影響了美國和加拿大的研究人員，不僅如此，近二十五年來大部分針對心理病態所做的科學研究，都是依循這本書所提供的臨床架構。在這個領域，多數研究的主旨在於找出心理病態者行為背後的原因。目前我們掌握了一些重要線索，將在本書中陸續說明。

如今我們愈來愈體認到，心理病態者潛藏在社會的各個角落可能造成多大的破壞，不過現代研究更重要的目標，是開發能夠辨別這些人的可靠方式，盡可能減少他們帶來的危害。這項工作對大眾和個人都非常重要，而我從一九六〇年代進入英屬哥倫比亞大學的心理學系起，便著手研究此一領域，在那兒，我對心理病態的興趣與稍早的監獄經驗結合，形成了畢生的志業。我曾在監獄裡工作過，後來也設法在獄中進行研究。

如何辨認「真正的心理病態者」

佛州有個女子給他買了部新車。加州有個女人買了部露營車送他。

天知道，他收下的禮物恐怕不止這些。

某篇報導提到萊斯利・蓋爾（Leslie Gall）的跨國詐騙，用他的名字打了個諧趣：「蓋爾什麼都能蓋。」

其中一名受害人稱他「愛情騙子」，因為他專挑寡婦下手，從她們身上騙取他想要的一切，永不饜足。她們對他敞開心房，還拿出了支票簿。他憑藉膽量、魅力和行李箱裡一堆假的身分證明，向每一個上鉤的老婦人騙取據說數萬美元，而這些人全都是他在專為高齡長者辦的舞會和社團裡認識的。加州警方調查他的背景，發現了驚人的違法紀錄，都與詐騙、偽造和偷竊有關。

當蓋爾發現加州警方已經掌握他的行蹤，便請律師寫了封信給佛州的警方，表示願意投案，但有個條件：必須保證他在加拿大的監獄服刑。

「打從這個新聞披露之後，」記者戴爾・布拉索（Dale Brazao）說，「加州警方的電話整天響個不停，許多民眾撥電話進來說他們的母親或阿姨也被騙了，應該跟蓋爾有關。他長得一副大眾臉……誰知道未來還會有多少個被害人出面指認?」

蓋爾目前在佛州監獄服十年徒刑，他認為自己是個博愛的人。

「沒錯，我是拿了她們的錢，但她們也從我這裡獲得同樣價值的回報。」他說，「我滿足她們的需要，給她們關注和感情，陪伴她們，有些人甚至從我這兒得到愛情……有時候我們整天都沒下床呢。」

——《多倫多星報》(*Toronto Star*)，戴爾・布拉索，一九九〇年五月十九日及一九九二年四月二十日

在監獄裡做研究有個困難，就是犯人通常不太信任外人，尤其是學術圈的人。幸好某個在牢裡地位頗高的犯人非常挺我，認為我的研究不會對參加者帶來負面影響，甚至可能有助於了解犯罪行為。此人是訓練有素的銀行劫匪，成了我的發言人，替研究工作背書，還散佈消息說他自願加入，結果大夥兒反應非常踴躍，卻引發了另一個問題:我該如何將「真正的」心理病態者和其他人區分開來?

一九六〇年代，針對心理病態者的定義，心理學者、精神科醫師與精神病學家看法各異。首先，如何分類是一大問題。人不像蘋果和柳橙，一眼就能看出不同，而我們關注的特殊心理狀態，

有時連科學也偵測不出來。

我也想過用標準化心理測驗找出具有心理病態特質的犯人，但大部分心理測驗依賴自我陳述（簡稱「自陳」），舉例來說：「一、我很會撒謊；二、我不太會撒謊；三、我從不撒謊。」參加研究的監獄囚犯都能夠從測驗或面談中，推測出精神科醫生和心理學者想獲得何種答案。他們通常不願意對監獄工作人員坦誠以對，尤其是內心的重要想法，卻竭盡所能展現自己最好的一面，以求獲得保釋機會、分配到另一個工作單位、加入某項計畫等等。更何況，心理病態者為了達到目的，最會扭曲真相或編造事實，塑造形象絕對是他們的強項。因此，監獄檔案裡陳述的性格概況，經常與大家認識的該名囚犯真實面目頗不相同。我記得有份檔案，心理學家根據一系列自我陳述的測驗，判斷某個冷血罪犯既敏感又關懷他人，只需要旁人多多關心他。正因為人格測驗被濫用，許多號稱以心理病態為主題的文獻其實是風馬牛不相及。

有個犯人的例子足以說明我為何不相信心理測驗的結果。有一回，我為了某項研究計畫找這名犯人來面談，聊到了心理測驗。他告訴我，他早已摸熟了這一類測驗，尤其是監獄心理學家特別愛用的自陳量表：「明尼蘇達多相人格量表」（MMPI）。原來這人的牢房裡有一整套關於MMPI的題庫、計分表、計分範本和說明手冊。他利用資料和從中獲得的專業知識，為其他獄友提供諮詢服務，當然要收費。他會視客戶目前的背景和目的，替他決定該呈現什麼樣的性格，再指導他如何回答問題。

「你剛進牢裡嗎？那應該要表現出一點情緒困擾，也許有些沮喪焦慮，但不至於困擾到無藥可救。等你的假釋日期快到了，再來見我一次，我們再來調整，讓你看起來有明顯進步。」

就算沒有這樣的「專業」協助，許多犯人也能輕鬆假造心理測驗的結果。最近，我翻開一個犯人的歷程檔案（他參加我的一項研究計畫），發現他的 MMPI 測出了三種完全不同的結果。每一次測試大約間隔一年，第一次結果顯示他有精神病，第二次的結果完全正常，第三次顯示他有輕微的情緒困擾。他在和我面談時表示，他覺得心理學者和精神科醫生都是草包，相信他說的每一句話。他說自己在第一次測驗時假裝有精神病，這樣就可以轉到監獄的精神病房，感覺那裡「待起來比較輕鬆」。後來發現不喜歡病房環境（「太多煩人的蠢蛋」），便花了些力氣爭取做第二次測試，這次結果正常，又轉回普通牢房。不久之後，他決定表現得焦躁、沮喪，使第三次結果顯示輕微的情緒不穩，於是開了鎮靜劑給他，他再轉賣給獄友。諷刺的是，監獄的心理學家認定這三次測量結果皆是可信證據，據以評斷他的精神狀況。

我決定改善分類的問題，不再依賴「自陳」。為了搜集資料，我召集了一群很了解克萊克里學說的精神科醫生。他們透過長時間的面談，仔細研讀檔案資料，努力在犯人中找出心理病態者加以研究。我把克萊克里的心理病態特徵提供給負責評量的醫生當作指導方針。結果這群醫生的意見相當一致，少數分歧意見透過討論也獲得了解決。

仍有研究者和精神科醫生質疑我們的診斷辦法，因此我和一群學生花了十年，修正我們從監獄犯人中分辨心理病態的過程，最終設計出相當可靠的診斷工具，任何精神科醫生或研究者皆可使用，我們也產出非常詳細的心理病態人格側寫。我們將此一工具命名為「心理病態人格檢核表」（psychopathy checklist）[6]，於是第一個廣為接受、有可靠科學基礎的測量與診斷方式問世了。如今「心理病態人格檢核表」在世界各地廣泛使用，精神科醫生和研究者更有信心能夠區分真正的心理病態者和只是違反規定的人。

1 Robert H. Gollmar (1981). *Edward Gein.* New York: Windsor Publishing Corp. 作者是審理蓋恩一案的法官。

2 American Psychiatric Association (1987). *Diagnostic and Statistical Manual: Mental Disorders* (rev. 3d ed.). Washington, D.C.: Author. 第四版於一九九四年出版。

3 這個問題即使在 DSM-IV 出版後，仍未獲得解決。美國精神醫學學會進行了實地試驗，重新評估反社會人格障礙的標準。其中一項實地試驗採用接下來兩章提到的「心理病態人格檢核表」包含十點的版本。雖然試驗結果證實了人格特質能有效評估，DSM-IV 卻未更新反社會人格障礙的診斷標準。上述實地試驗於《變態心理學期刊》100，pp. 391-98 提及，共同作者為本書作者、S. D. Hart 、T. J. Harpur (1991). 關於實地試驗的相關敘述與評論，可以參考 W.J. Livesley (ed.) (1995). *The DSM-IV Personality Disorders.* New York: Guilford.

4 心理病態概念在歷史上的發展歷來有不少作者提及，但我發現下面幾本著作最有用：Hervey Cleckley (1976; 5th ed.). *The Mask of Sanity.* St. Louis, MO: Mosby、William McCord and Joan McCord (1964). *The Psychopath: An Essay on the Criminal Mind.* Princeton, NJ: Van Nostrand，以及 Theodore Millon (1981). *Disorders of Personality.* New York: Wiley.

5 除非另有說明，但凡提到克萊克里的著作均擷自最近的版本，亦即一九七六年第五版（見上一註解）。

6 「心理病態人格檢核表」的原始版本於一九八〇、一九八五年供研究人員使用。最新版本發表於一九九一年（見第三章註解１）。

Chapter 3
心理病態者的側寫：情感與人際關係

我關心其他人嗎？這問題很難回答。不過，當然啊，我想還是有關心吧……只是我不受感覺擺佈而已……我的意思是，我就跟其他人一樣溫暖貼心，但說實話，每個人都只想弄你……你得自己想辦法，把感覺放一邊。比方說，你需要某樣東西，或某人找你麻煩……可能是想騙你錢……你得自己搞定……該怎麼做就怎麼做。傷害別人是否覺得難受？會啊，有時候會。但大部分時候就像……呃（笑），你上次捏扁一隻臭蟲是什麼感覺？

——因性侵、勒索和綁架正在服刑的心理病態者

「心理病態人格檢核表」讓我們能夠確定哪些只是社會偏差行為、哪些是犯罪，抑或我們是否貼錯標籤——同樣是罪犯，並不是每個人都有心理病態。這份檢核表也詳細勾勒出這種人格障礙的種種面向，讓我們得以辨認身邊的心理病態者。我將在本章及下一章討論這幅圖像，一一說明較顯著的特徵。本章從情感和人際關係的特質出發，檢視此一複雜的人格障礙。第四章檢視心理病態者不穩定的生活方式，通常都會表現出反社會這個特徵。

心理病態者的主要症狀

情感與人際關係	**社會偏差行為**
油嘴滑舌而且膚淺	衝動
自我中心、裝模作樣	自制力差
毫無悔意或罪惡感	追求刺激
缺乏同理心	缺乏責任感
愛騙人、愛操控他人	很小就出現行為問題
情感淺薄	成年後的反社會行為

請務必注意

「心理病態人格檢核表」是供專業醫師使用的複雜臨床工具。[1]下面會概述心理病態者的主要特質和行為，但千萬不要根據這些症狀來診斷自己或他人。做診斷需要按部就班的訓練，也必須了解正式的計分準則。假如你覺得某個熟人符合本章和下一章的性格概況，而你很想獲得專業意見，請找合格（註冊認證）的法庭精神科醫生或法庭心理學家諮詢。同時也要了解，即使不是心理病態者亦可能具備部分此處描述的症狀，許多人性情衝動、油腔滑調、冷酷無情，甚至反社會，但並不表示他們是心理病態者。心理病態是一種症候群，綜合了一連串相關症狀。

油嘴滑舌而且膚淺

來說說迪克吧！聰明又超會說話。沒錯，你得承認他就是有一套。老天！他騙人的技巧簡直不得了。拿美國密蘇里州堪薩斯市那家服飾店來說好了，這是迪克第一次決定「下手」的地方。……迪克對同夥說：「我只需要你站在那裡，別笑，不管我說什麼都不要驚訝。你只要聽，然後隨機應變就好。」迪克的提議似乎無懈可擊。他大搖大擺走進店裡，輕描淡寫地介紹派瑞給店員認識，說他是「即將結婚的朋友」，接著又說：「我是他的伴郎，來這裡幫他選購婚禮服飾……」店員信以為真，於是派瑞脫下牛仔褲，開始試穿店員認為「最適合非正式婚禮」的黑西裝……兩人選了一大堆外套和寬鬆長褲，根據迪克的說法，是為了去佛羅里達州度蜜月而準備的……「那一件怎麼樣？你看看他這副德性，卻追到了一個美女，而且還頗有家產。反倒是你跟我這樣的帥哥……」店員遞出帳單，迪克伸手掏摸後面口袋，皺了皺眉，打了個響指說：「真該死！我忘了帶皮夾。」在他的同夥看來，這招這麼遜，大概沒人會上當。但店員顯然不這麼覺得，他拿出一本空白支票簿，迪克大筆一揮，簽下超出帳單八十美元的金額，店員隨即拿出現金，找還給他。

——《冷血》（*In Cold Blood*），楚門・卡波提（Truman Capote）

許多心理病態者既機智又善於言詞，與他人交談時妙語如珠，時有機鋒，有時會講一些不太可能發生的事，但說得像真的一樣，替自己塑造好形象。他們善於展現自我，大多討人喜歡、充滿魅力。但有些人會覺得他們稍嫌油滑，顯然口不對心、流於浮淺。觀察力敏銳的人常覺得心理病態者像是在演戲，一板一眼地背台詞。

在我的研究團隊中，有一位負責評量的醫師，說起和一名犯人的面談：「我坐下來，拿出夾紙板，此人劈頭就誇讚我的雙眼好美。接下來的談話過程，他又誇了好幾次我的容貌，說抗拒不了我的秀髮。所以等面談告一段落，我覺得自己好像真的……嗯，很漂亮。我算是滿謹慎的人，尤其是在工作上，騙徒通常逃不過我的法眼。但那天我走到外面，想到自己居然被他的話打動，覺得難以置信。」

心理病態者口齒伶俐，最愛講故事，但只要你對他有幾分了解，就曉得他口中的故事根本不可能發生。他們喜歡假裝自己精通社會學、精神病學、醫學、心理學、哲學、詩、文學、藝術或法律，而且一個明顯的特徵是他們完全不擔心被人戳破。一份監獄檔案記載，一名心理病態的犯人宣稱擁有社會學和心理學的碩士學位，但其實他連高中都沒畢業。有次他跟我的一名學生面談（她是心理學博士候選人），不肯放棄這個謊言。我學生說，此人滿口專業術語和心理學概念，態度極有自信，不熟悉心理學的人很容易被唬住。心理病態者最愛操弄各式各樣的「專家」形象。

約瑟夫．溫伯在《黑暗中的回聲》（*Echoes in the Darkness*）[2]一書，細膩描述一名有心理病態傾向的老師，名叫威廉．布萊德菲爾。此人善於賣弄學識，把身旁的人哄得團團轉，幾乎騙過每一個人。具有專業知識的人很快就能看穿他只不過是撿拾皮毛，所知甚淺。某人留意到他的手法，說：「他對任何主題都有很棒的開場白，但就那麼兩句話，沒別的了。」

當然要判斷某人算是油嘴滑舌抑或真心誠意並不容易，尤其是在你並不熟悉面前這個人的時候。比如一女一男在酒吧認識，這個頗具魅力的男子輕啜杯中的酒，說出下面這番話：

我的人生算是浪費了，無法讓時光倒流。我以前試過，為了彌補失去的時間，就更為努力，但雖然事業發展得更好，狀況卻沒有好轉。現在我想放慢步調過日子，幫助他人獲得我自己不曾擁有過的東西，為他們的生活增添快樂。我指的不是刺激，而是某些必需的事物。也許是去幫助哪個女人，但不一定，也許是女人的孩子，或養老院的某人。我想……喔不，應該說我知道，這麼做會帶給我極大的愉悅，讓我覺得活得很有價值。

這人是真心的嗎？他是發自內心要這麼做嗎？此人四十五歲，是前科累累的罪犯，在「心理病態人格檢核表」拿到最高分，虐待妻子、棄兒女於不顧。

喬・麥克金尼斯（Joe McGinniss）在《致命的幻影》（*Fatal Vision*）[3]一書中描述他與傑弗瑞・麥當諾的關係，麥當諾是患有心理病態的醫生，因殺害妻兒被判有罪：

在他被定罪之後的半年，也許是七、八個月，我發現自己面臨從事寫作以來最可怕的情況，此人發揮魅力和言詞攻勢，不斷哀求我相信他。困擾我的不僅僅是他是否有罪，另一個更教人煩惱困惑的問題是：若他真的幹過這種事，為什麼我依然喜歡他？

傑弗瑞・麥當諾控告喬・麥克金尼斯好幾個罪名，包括「蓄意造成情感上的傷害」。作家約瑟夫・溫伯為本案出庭作證，依他之見，麥當諾是心理病態者：

他非常能言善道，是我碰過最伶牙俐齒的人，而且他陳述一己故事的方式也教我十分訝異。這些事件的本質極其恐怖，但他以一種與己無關的輕鬆態度娓娓道來，詳細形容殺人時的情景……。我和數十名恐怖犯罪的倖存者談過，有些是在事發後不久，也有些是多年之後才面談，當中包括孩子被殺的父母。但我從未遇過像麥當諾這樣的人，以一種絲毫不在意的態度形容這樣的事件。

自我中心、裝模作樣

「我、我、我……這世界圍著她轉，彷彿她會發光，不僅是最亮的那顆星，而是唯一的一顆。」安・魯爾（Ann Rule）如此形容黛安・唐絲。唐絲因開槍射殺稚齡子女，於一九八四年被判罪名成立，三個孩子一人死亡，另外兩個受到永久性傷害。4

心理病態者極為自戀，極度膨脹自我價值感與重要性，自我中心和予取予求的態度令人嘆為觀止。他們覺得自己是宇宙的中心，比別人優越，有權依照自己訂的規則生活。「並不是說我不守法，」有個受試者這麼告訴我們，「我遵守自己的法律，從不違背自己的規則。」然後她列舉幾項自己的規則，無非都是先替自己著想。

另外一名心理病態者因犯下諸多罪行而坐牢，包括搶劫、性侵和詐欺，有人問他認為自己有何缺點，他回道：「我沒有缺點，除了太過關心人。」要他給自己打分數，滿分十分，他說：「總的來說十分。我本來想打十二分，但這樣好像在吹牛。要是我能受比較好的教育，一定更棒。」有些心理病態者在法庭上自吹自擂或一副不可一世的樣子，行徑十分誇張。比如說，我們見過有些人會批評甚至解雇律師，自己上場辯護，但結果往往很慘。有受試者跟我們抱怨：「我的同夥只要關一年，但我被判兩年，都是因為律師太豬頭。」後來他自己上訴，結果法官判他三年。

心理病態者給人的感覺大多是無恥傲慢、只知吹牛；他們太過自信、自以為是、驕橫跋扈，覺得自己最行。這種人喜歡控制他人，似乎從沒想過別人也有思考能力和自己的意見。有些人會覺得他們充滿超凡魅力或極強的感召力。心理病態者極少為自身的法律、財務或私人問題感到羞恥；恰好相反，他們覺得這只不過是一時的挫折，完全是運氣不好、朋友不忠、制度太過僵化不公的緣故。

儘管心理病態者老愛說自己有明確的目標，但他們顯然不了解達成目標需要什麼條件，也不知道該如何做到，以他們過去的紀錄，加上他們對學習缺乏持之以恆的興趣，根本不可能辦到。有些心理病態的囚犯為了爭取假釋，可能會列出很籠統的計畫，例如變成地產大亨或當個為窮人爭取權益的律師。有個囚犯不算特別有文采，卻打算寫一本關於自己的書，想辦法申請了書名的著作權，已經在盤算這本暢銷書可能帶來多少進帳。心理病態者覺得以自己的能力，想做什麼都沒問題。只要情勢對了，像是機會、好運、自願上鉤的被害人，他們往往能一飛沖天。比方說，有心理病態傾向的企業家「視野宏大」，但通常是拿別人的錢去投資。

傑克因為非法侵入住宅鋃鐺入獄。他從十幾歲時便開始犯案，同樣在「心理病態人格檢核表」拿到最高分。每回開始面談，他一定先對攝影機展現極大的興趣，問說：「什麼時候可以看帶子？我想瞧瞧自己看起來怎麼樣、表現得如何。」之後便滔滔不絕說起自己的犯罪紀錄，一講就是四個鐘頭，間或穿插幾句提醒自己的話：「噢，不過我已經收手不幹了。」從他口中說出的故事，無非是一次次小額偷竊和詐騙：「你認識的人愈多，就能從他們身上撈到愈多錢。不過他們也不算真的受害，哼！反正保險賠的比他們的實際損失還多。」

除了偷小東西（最後演變成入室竊盜和持械搶劫），他也常與人鬥毆。「噢對啦，我從十四歲起就愛教訓同性戀，不過我不做壞事的喔，像是打女人或小孩。其實呢，我很愛女人。我覺得她們最好全都待在家裡。我希望世上所有男人都死掉，只剩下我這個男人。」

「等我這次出去，我想要有個兒子。」傑克又這麼告訴面談者，「等他長到五歲，就要叫那女人滾蛋，這樣我就能用自己的方式養育他。」

問到他是如何開始犯罪，他回答：「跟我媽有關。她是世上最美麗的女人，強悍、盡心盡力照顧四個小孩。非常美的人。我五年級時就開始偷她的珠寶，你知道，我根本不了解這個賤女人，我們早就各走各的了。」傑克試圖為自己不斷犯罪的一生找藉口，比如說：「有時候為了出城我會偷東西，但我可不是他媽的罪犯。」稍後他又告訴面談者：「我在十天內闖空門十六次，很棒，感覺真的很棒，就好像我偷上癮了，要偷東西來解癮。」

「說過謊嗎？」面談者問道。

「開什麼玩笑，我撒謊就像呼吸一樣，多常呼吸就多常說謊。」

與傑克面談的心理師對操作「心理病態人格檢核表」很有經驗，她表示這次是她歷來耗時最久、卻也最有意思的談話。她說，傑克是她遇過最誇張的犯人，對受害人毫無同理心，還顯然愛極了犯罪，而且似乎希望自己的種種劣跡能讓面談者大感佩服。傑克講話速度極快，但就像典型的心理病態者，經常說出前後矛盾的話。好幾頁的判決紀錄除了證明他曾犯下多種罪行，也說明他沒有能力從經驗中學到教訓。傑克明顯缺乏考量現實並據以規畫的能力，這一點同樣令人驚奇不已。由於長期吃牢飯，出獄後又吃便宜的速食，他體重過重、身軀臃腫，說起話來卻彷彿自認是正在受訓的年輕運動員，自信滿滿，還告訴面談者這次出獄後要成為職業游泳選手，他會改邪歸正，靠比賽獎金過活，然後早早退休，用這筆錢去旅行。傑克接受這次面談時是三十八歲，他最後是否變成了游泳選手，我們不得而知。

毫無悔意或罪惡感

心理病態者從不在意自己的行為對他人造成何等嚴重的傷害，毫無悔意的心態令人吃驚。他們對於所做之事顯得理直氣壯，直言自己一點也不感到愧疚，面對所造成的痛苦或損失既不難過，也沒有理由去關心。

某個犯人被問到是否後悔在搶劫過程中刺了受害人一刀，害對方受傷住院三個月，他回答：「開什麼玩笑！他只在醫院待幾個月，我卻在這裡爛掉。我輕輕割他一下而已，要是我真想殺他，大可以直接劃破他喉嚨。看我人多好，是我放他一馬欸。」那麼他是否後悔犯下任何一項罪行？他說：「我從來不後悔，做了就是做了。當時我會這麼做一定有個理由，所以我才會去做。」

連續殺人犯泰德・邦迪處死前曾接受過幾次史蒂芬・米樹和修・安茲沃斯的訪問[5]，提到了罪惡感。「無論我以前做過什麼，」他說，「你知道，不管我是因為做了什麼還是沒做什麼，產生什麼情緒都不會困擾我。試著和過去接觸？處理過去的一切？那些都不是真的，只不過是一場夢！」邦迪口中的夢，其實是多達一百個年輕女子的性命，他不僅不肯承認過去，也一個個消滅了許多年輕生命的未來。「罪惡感？」他在牢裡說，「是我們用來控制他人的機制，是幻想出來的東西，算是一種社會控制機制，所以非常不健康，會對身體造成極大危害。過度利用罪惡感很不妥，要想控制人類行為有比這個更好的做法。」

另一方面，心理病態者有時候把懊悔掛在嘴上，但隨後的言行卻明顯牴觸。關進牢裡的罪犯很快明白「懊悔」或「內疚」是重要詞彙。一名年輕犯人被問到是否後悔犯下謀殺案，他說：「喔當然，我覺得內疚。」再追問下去，他說自己「內心並不覺得難受」。

有次某個犯人對我說，險些遭他殺害的人其實是從本案中受惠，因為那人學到了「人生寶貴的一課」，這邏輯令我瞠目結舌。「那傢伙只能怪自己，」另一個犯人談起付小費時跟人口角，憤而殺人，「誰都看得出我那晚心情糟透了，他幹嘛硬要來煩我？」他繼續說：「反正他也沒受罪，割破動脈是最輕鬆的死法。」

心理病態者缺乏悔恨或愧疚，與他們習於將行為合理化有關，就算他們的所作所為使家人、朋友、同事或其他循規蹈矩的人感到震驚或失望，也不肯負一丁點責任。他們通常有現成的藉口可以用，有時候甚至乾脆否認有過此事。

心理病態者接受審訊時，經常冒出記憶喪失、失憶症、暈厥、多重人格，以及暫時性精神錯亂。例如美國公共電視網有支廣為人知的短片，介紹惡名昭彰的洛杉磯地區山坡之狼肯尼斯・比安奇，如何故弄玄虛、假裝有多重人格，卻因技巧拙劣遭人識破。6

雖說心理病態者有時願意承認犯案，卻習慣大幅淡化、甚至全盤否認對他人造成的傷害。某個在「心理病態人格檢核表」得分甚高的犯人就說，他所犯的罪對受害人也有良性影響：「隔天我就會買份報紙，看看我犯的案子有沒有登出來，可能是搶劫或性侵，記者會去採訪被害人，他們的名字就登在報上了！若是個女人，可能會誇獎我，說我有禮貌又貼心，非常一絲不苟。你知道，我絕不粗暴，她們有些人還會謝謝我。」

另一名受試者侵入民宅多達二十次，說：「沒錯，我是偷東西。不過，嘿！那些人保險金高得要死，沒人受傷，也沒人有損失。有什麼大不了？說實話，我幫了他們一個忙，讓他們可以拿回一些投保的錢，他們報出去的金額一定比實際上高，你知道。他們都是這樣做的啦。」

諷刺的是，心理病態者常認為自己才是真正的受害人。

「別人都把我當成混蛋，我變成代罪羔羊……回首過去，我覺得自己比較像受害人，而不是加害人。」約翰・蓋西說道，他是有心理病態的連續殺人犯，將三十三個年輕男子和男孩凌虐致死後，埋在家中的地下室。[7]蓋西侃侃談論凶殺案時，把自己形容成第三十四個被害人。「我才是被害人，從小時候就常被騙。」他自問：「在這世上，是否真有人能夠了解生為約翰・蓋西的悲哀？」

美國記者兼作家彼得・瑪斯（Peter Maas）曾以牙醫肯尼斯・泰勒為題材寫書，泰勒在蜜月期間毒打新婚妻子，婚後出軌，最終打死了妻子。瑪斯在書中引用泰勒本人的話：「我非常愛她，真的好想她。這件事是一場悲劇，我失去了親密愛人和摯友。為什麼就是沒人了解我內心的痛苦？」[8]

自從作家諾曼・梅勒（Norman Mailer）協助傑克・阿伯特（Jack Abbott）出版了《牢

獄生活：寄自獄中的書信》（*In the Belly of the Beast: Letters from Prison*），阿伯特便成為新聞焦點。梅勒這位知名小說家兼政治人物使阿伯特知名度大開，並重獲自由。但假釋後不久，阿伯特在紐約和餐廳服務生理查・艾登（Richard Adan）爭吵，艾登要他離開，阿伯特不願聽從，結果在餐廳後巷持刀刺向手無寸鐵的艾登，導致艾登傷重不治。

阿伯特接受美國新聞雜誌類節目《今日焦點》（*A Current Affair*）的訪問，被問及是否懊悔，他答道：「我不認為這麼說很恰當……懊悔表示你做錯事……如果說我刺傷了他，也只是不小心。」

阿伯特獲判有罪，又回到牢裡。幾年後，艾登的妻子對他提起民事訴訟，阿伯特擔任自己的辯護律師。艾登的太太芮西站在原告席上陳述時，形容阿伯特在法庭上對待她的態度：「他會先說對不起，之後突然翻臉侮辱我。」

「法庭上每一個人都知道我不得已的。」阿伯特對主持人這麼說。那麼他對取走了一條人命的感受有多深？以下幾句話帶領我們略窺端倪：「他死時沒有痛苦，就是一道俐落的傷口。」然後談到理查・艾登這個人：「他當演員不會有前途，很有可能會改做另一行。」

據紐約時報（一九九〇年六月十六日）報導，阿伯特告訴芮西，她丈夫的性命「一文不值」，但不論如何，她獲賠超過七百萬美元。

缺乏同理心

心理病態者許多共通特徵，尤其是自我中心、毫無悔意、情感淺薄、愛騙人，都和極度缺乏同理心（亦即無法設想他人的心理或情感狀態）有很密切的關係。他們似乎無法「將心比心」或「設身處地」感受他人的情緒，僅能從理智層面上理解。對心理病態者來說，別人的感覺無關緊要。從某些方面來說，他們像科幻小說裡毫無情感的「仿生人」，無法想像真正的人類所體察的一切。某個在「心理病態人格檢核表」得分頗高的性侵犯提到，他覺得難以對被害人產生同理心。「他們很害怕，對吧？但是我還是不太懂。我也曾經害怕過，但那種感覺不會很討厭啊。」

在心理病態者的眼中，人和物品相去無幾，是為了滿足他們的需要而存在。他們喜歡嘲弄弱者和好欺負的人，毫無憐憫，常挑這些人下手。「在心理病態者的世界裡，他們不懂有些人就是弱勢。」心理學家羅伯特・里柏（Robert Rieber）寫道，「弱者是最好騙的笨蛋，也就是自己送上門來給你剝削的人。」[9]

「喔太可怕了，真是不幸啊。」某個年輕犯人得知稍早幫派衝突中被他刺傷的男孩死了，口氣很衝地說，「少拿那個屎蛋的事來煩我，我不會心軟的。那小混蛋活該，我才懶得理咧。你應當看得出來，」他指指幾名負責訊問的警官，「我現在還有別的事要煩惱。」

有些正常人為了維持身心平衡，不致沒頂，會刻意讓自己別那麼敏感，不去多想特定族群的困境或感受，例如醫生若是對病人太有同理心，很快就會覺得情感難以負荷，身為醫師的效率也會降低。不過對他們來說，情感鈍化僅限於一小撮目標族群。同樣地，士兵、幫派份子、恐怖份子都能透過訓練，不把敵人視為和自己一樣的人，而是沒有生命的物件，這樣的訓練效果顯著，歷史上的明證歷歷可見。

心理病態者卻是對任何人都缺乏同理心，其他人的的權利或苦痛都不值一提，不管是家人或陌生人都一樣。假如他們真的跟配偶或兒女長期維繫關係，也是因為他們將家人視為財產，就像立體聲喇叭或汽車。的確，我們似乎不免要下這樣的結論：有些心理病態者關心汽車的內部運作，甚於「所愛之人」的內心世界。有個受試者容許男友對她的五歲女兒性騷擾，因為「他把我搞得累死了，我那晚已經沒力氣再跟他上床」。這個女人不明白何以有關單位要另外安置她女兒，「她是我的，我會照顧她，讓她過得好。」不過她只是抗議幾句就算了。後來她為了監護權出席聆訊時，得知車子因罰單欠繳而遭沒收，提出嚴重的抗議。

由於無法了解旁人的感覺，有些心理病態者能做出一些極端行為，在正常人看來，不僅恐怖也十分費解。比方說，他們凌虐被害人然後加以分屍，就像我們在感恩節餐桌上小心切開火雞，同樣專注仔細。

不過，雖然常在電影或書上看到，但其實只有極少數心理病態者會犯下滔天大罪。現實生活中，他們的寡情會以較為尋常的方式展現出來，可是同樣教人痛心：如寄生蟲吸血一般榨乾別人的財物、積蓄和尊嚴；或為所欲為、巧取豪奪；或把家裡搞得雞飛狗跳，無視於家人的痛苦；或接連不斷隨意發生性關係，性生活紊亂，諸如此類。

康妮十五歲，正要從孩童蛻變成女人，有時像個小孩，沒多久又表現得像女人。她還是處女，但已經頗為適應日漸成熟的身體，就像追隨腦海中不停播放的旋律。某天天氣燠熱，家人都出門去了，一個陌生人來訪，說他觀察她好一段時間了。

「親愛的，我是妳的愛人。」（他這麼告訴她），「妳還不懂那一回事，但我會讓妳懂……我知道關於妳的一切……我會教妳怎麼做，我一開始會很溫柔，頭一次嘛。我會緊緊抱著妳，妳不會想要掙脫或假裝不要，因為妳知道自己逃不掉。然後我會射在妳裡面，妳會對我屈服，然後會愛上我。」……「我要打電話叫警察……」他很快低聲啐了幾句，顯然無意讓她聽到，但就連他那句「老天」聽起來也很假。之後他又露出微笑，她看著他的笑容浮現，極其古怪，彷彿是戴著面具微笑。他那張臉就是一副面具，她狂亂地想著，像一張皮製面具一路縫到咽喉。「親愛的，就這麼辦吧，妳出來，我帶妳開車兜風，快活一番，但要是妳不出來，我就在這裡等妳家人回來，然後好好修理他們一頓……」「可愛的藍眼珠女孩。」他像在哼歌一般輕輕喊她。但她的眼珠是棕色。

——《你要去哪裡？你去了哪裡？》（*Where Are You Going, Where Have You Been?*），喬伊斯・卡羅・歐茨（Joyce Carol Oates）

愛騙人、愛操控他人

「我是感情非常豐富的人。沒辦法，就是忍不住愛上這些小孩。」吉涅妮・瓊斯（Genene Jones）因殺害兩名嬰兒被定罪，並涉嫌謀害另外十多名嬰兒。吉涅妮是美國德州聖安東尼奧市一名無照護士，她給加護病房的新生兒注射致命藥物，好扮演英雄，把他們「從死亡邊緣救回來」。她有一種「使人著迷的風采」，舉手投足洋溢著自信，再以醫學背景當作掩護，一再犯案，儘管她與多起嬰兒死亡或命危有關的傳聞早已甚囂塵上。她和作家彼得・艾金德（Peter Elkind）對談時，埋怨自己被當成「替罪羔羊，因為（我）惹惱了許多人」，接著咧嘴一笑：「我的嘴巴很會惹麻煩，不過也能幫我擺脫麻煩。」和所有心理病態者一樣，她精於操弄事實，以滿足自身目的。「在這段訪談結束前，」艾金德寫道，「吉涅妮說完了她一生的故事，令人驚訝的是，那跟我從幾十個人訪談中搜集來的資料差別極大，完全與現實不符，不僅和她所犯的罪兜不攏，就連許多細節也有所出入，那些細節其實微不足道，但建構了吉涅妮的自我認知形象。吉涅妮所說的話，不但與別人的回憶及大量書面記錄相牴觸，也與她四年前親口告訴我的話不同……對她而言，真實和虛構、善與惡、是與非的界線一點也不重要。」

——《死亡交班》（*The Death Shift*），彼得・艾金德

愛撒謊騙人、將他人玩弄於股掌之上，是心理病態者與生俱來的天賦。

他們充分運用想像力，只關心自己。心理病態者似乎從不擔心東窗事發，即使一定會露餡也一樣。一旦謊言被人戳破，或有人當面說出事實，他們也鮮少顯出尷尬或慌張失措，只是轉換話題，或稍微調整部分事實，以便與方才說的謊言銜接上，結果便是一連串相互矛盾的說法，往往把對方搞得一頭霧水。大部分謊話沒有明顯動機，完全是基於心理學者保羅・艾克曼（Paul Ekman）所謂「欺騙的喜悅」。[10]

心理病態者對自己的說謊功力都很自豪，有一名在「心理病態人格檢核表」拿到高分的女子

被問到能不能輕易說謊，笑著回答：「我最厲害，這方面真的很行喔！我想是因為我有時候願意承認一些壞事，人家就會覺得，嗯，假如她連這個都肯承認，其他部分一定也是真話。」她還說自己有時加入幾句實話，「假如人家覺得有一部分是真話，通常會以為全部是事實。」

許多人觀察後發現，心理病態者有時沒意識到自己正在撒謊，彷彿話語有自己的生命，就算說話者明知對方曉得事情的真相，也會順口胡謅。心理病態者完全不怕別人說他是騙子，這一點最令人驚嘆，有時對方會忍不住懷疑他的神智是否正常，但一般說來，上當的人更多。

在為心理健康工作者和科學鑑證人員舉辦的工作坊上，許多成員看過面談錄影帶，再得知其中一位受試者的犯罪紀錄，往往面露驚異。這名受試者年僅二十四歲，外表俊俏、說話很快，能提出成千上百個出獄後的計畫，彷彿有無窮無盡的潛力與天分亟待開發。他連珠炮似地說出自己做過的事，描述得極有說服力：

- 八歲離家出走
- 十一歲開始駕駛飛機，十五歲拿到飛行員執照
- 是能開雙引擎客機的民航飛行員，有完整的儀表飛行經驗
- 在四大洲、九個不同國家居住過

◆曾管理一棟公寓大樓
◆開了一家屋頂工程公司
◆曾經營牧場一年
◆擔任森林消防員達半年
◆從事海岸巡防兩年
◆曾是一艘八十呎租船的船長
◆當過四個月深海潛水員

他目前因謀殺罪坐牢，申請假釋被駁回四次，但他對未來仍有許多規畫：地產開發、賣「分時度假公寓」、取得民航飛行員駕照等等。他還計畫跟父母同住，不過他們已經十七年沒面了。提到他做過的心理測驗，他說：「我跟他們鬥智，每一次測驗都拿到極高的分數。他們評定我是智力超群。」我們給他取了個綽號叫「喋喋不休」。至於他的人生哲學？「只要扔出夠多大便，總有一些會黏住。」這一招似乎有效，因為就算是精明厲害的觀察者也以為他說的是真話。例如某個面談者的筆記就寫著：「很了不起」、「誠懇直率」、「具有良好的人際技巧」、「聰明、善於表達」，但面談者看過他的檔案之後，發現他說的話幾乎沒有一句是真的。想也知道，此人在「心理病態人格檢核表」上的分數極高。

由於心理病態者都很能說，隨口撒謊是家常便飯，他們總能成功騙過世人、詐取錢財、甚至將其他人玩弄於股掌之間，而且從來不會感到良知不安。他們多半坦白承認自己是老千或騙徒，從他們的話中不難察覺，他們認為世間只有兩種人：「施者和受者」，或者說「掠奪者和獵物」，因此若不利用他人弱點奪取東西，未免太傻。此外，他們一眼就能看出獵物的弱點，一舉攻破從而撈到好處。「我喜歡騙人，現在也在騙你。」其中一名受試者說，他是四十五歲男子，因為股票詐騙首次服刑。

有些騙局經過悉心策畫、布置巧妙，也有些騙局很簡單：同時追求好幾個女人，或告訴家人朋友自己遇到了麻煩，急需一筆錢脫困。無論是哪一類詭計或騙局，他們憑著厚臉皮，總能冷靜行事。

「喔，說到七〇年代……」一位接受我訪問的社運人士說起了當年，「我設立中途之家，收留騙子和老千，一面從旁輔導，一面替他們找工作，還得募款，好讓這裡持續經營下去。有個傢伙表現得像是我的好友，我也真的喜歡他，因為他裝得像隻溫馴小貓。但他突然陰了我們，把我們洗劫一空，而且不只一次，是兩次，他搬光所有東西：打字機、家具、食物、辦公用具，一件也沒留下。第一次事件之後，他想盡辦法說動我，說他覺得既羞愧又抱歉，我一時昏頭，還以為他知錯了，便相信了他。約莫一個月後，他偽造了一張支票，把我們的銀行帳戶提領一空。這次他跑掉了，中途之家的創舉也就此告終。我站在銀行櫃台前，手上握著一疊透支支票，氣急敗壞地不住解釋。至今想來仍覺得丟臉，因為我沒那麼好騙，也常跟厲害的傢伙周旋，自認懂得應付這一類的人，沒料到自己會被榨得一乾二淨，兩、三個星期後就另外找工作了。」

由於心理病態者擅長誆騙朋友和敵人，對他們來說，詐騙、侵占、冒用他人身分、推銷假股票和沒價值的土地，不過是小菜一碟；他們輕輕鬆鬆就能設下大騙局或小圈套。有個受試者提到，他有次沿著船塢散步，瞄到一對年輕夫婦正在端詳一艘掛著「出售」牌子的大帆船。於是他走向前去和他們打招呼，說自己是船主人（他告訴我們「完全是胡扯一通」），請他們上船四處看看。在船上待了愉快的一小時之後，這對夫妻出了個價錢。談妥條件後，他答應隔天和他們在銀行碰面，但要求他們先付一千五百元訂金。雙方愉快道別，他去銀行兌現支付訂金的支票，不再跟他們聯絡。

「錢是長在樹上的。」另一個心理病態者說，這名女子犯下多起詐騙案和小額偷竊。「別人都說不是，但的確是。我也不想對別人做這種事，可是實在太簡單了！」

同樣地，牢裡的心理病態者多半懂得利用矯正機關，為自己塑造正面形象，藉此給假釋裁決委員會留下好印象。他們去上課、修讀學位課程、報名參加毒品和酒精濫用課程、加入宗教或類宗教團體、加入當時流行的自我成長活動，並非真的為了讓自己「恢復正常生活」，只是做做樣子。比方說，有時候會聽到某個愛操弄他人的騙子宣稱已經受洗，因此「重生」了，這不只是為了讓假釋裁決委員會相信他有改過遷善的決心，更是為了利用立意良善的基督徒社群。如今「暴力惡性循環」理論為人廣泛接受，所以許多心理病態者紛紛表示，他們的問題和錯誤都是因為童年遭受虐待的緣故。儘管很難證明是否屬實，總不乏好心人願意相信這套說詞。

思考一下：你要如何讓人們照你的意思去做？再補充一個條件：如果你要對方做的事，違背他原本的個性，甚至是從小到大都相信是錯的、危險或不可思議的事，要怎麼辦到？例如，誘騙一個離家甚遠、年輕貌美的女子坐上陌生男人的車？

泰德・邦迪也許是美國有史以來最廣為人知的連續殺人犯，於一九八九年因殘忍殺害許多年輕女子而伏法。他一定曾經花上很長時間，從各個角度思考過這個問題。他一定動用了所有的觀察力，由於他大學時攻讀心理學，使他更為敏銳；此外，也深諳人們的問題和弱點所在，因為他曾在緊急熱線當過一陣子輔導員。當泰德・邦迪引誘被害人上他的車，把她們載到某處殺害，心裡在想什麼，我們無法確知；但我們根據他想出來的做法，可以肯定上述假設是對的。他利用同一種手法稍加變化，藉以達到目的。

邦迪給自己買了一對拐杖，甚至不惜在一隻腿打上石膏使自己暫時「行動不便」，尋求好心的年輕女子幫忙。這些女孩會為了避開色狼而特地過馬路，卻很樂意扶這個摔斷腿的男人。邦迪的手法並非一成不變：有時他會一隻手吊著懸帶，在熱鬧大街上找願意幫忙的受害人；有時扮成腳不方便，便在遊樂區尋找目標，請她們幫忙把他的船搬上汽車（「就在前面而已！」）。恐怖的是，這一招堪稱天才。有時，被他攔下的女人不願意跟他走，但正如安・魯爾在《身邊的陌生人》（*The Stranger Beside Me*）一書中所言，大多都能成功。

魯爾在書中描述邦迪精於運用帥氣外表和親切自然的魅力，贏得女性的信任。令人嘖嘖稱奇的是，魯爾和邦迪在熱線共事過數年，輪值同一個時段，後來警方找她去為專殺年輕女子、但尚未確知身分的連續殺人犯撰寫報告。被尋獲的屍體愈來愈多，魯爾的疑心也愈熾。但在魯爾的記憶中，兩人值夜班時，坐在對面的邦迪富有同情心，極有男性魅力（書上清楚提到這一點）。之後魯爾不再替警方寫報告，變成了暢銷的犯罪書籍作家，曾經共事的巧合讓她有機會剖析為何邦迪具有控制他人的力量，結果便寫成了一本有關心理病態者的奇書。有次邦迪上電視接受訪問，主持人問他認為自己是否該死，他回答道：「好問題。我認為有必要保護社會大眾，免於被我和其他像我這樣的人荼毒。」

情感淺薄

「你不可能遇到比我更冷血的雜種。」[11]邦迪最後一次被捕時，對警察這麼說。

心理病態者似乎都有情感貧乏的問題，導致他們情感的範圍與深度極為有限。儘管他們有時顯得冷酷無情，卻又經常表現出誇張、淺薄、倏忽即逝的感情。細心的人會覺得他們在演戲，毫無內蘊可言。有時他們說自己感受到強烈的情感，卻形容不出各種情感狀態之間的細微分別。比方說，他們覺得愛就是性刺激、悲傷就是受挫、發怒等於急躁。「我相信世上有情感：恨意、怒氣、肉慾、貪婪。」人稱「夜間跟蹤狂」的理察・拉米雷茲如是說。[12]

以下這段開槍射殺三名子女的黛安・唐絲所說的話，應該足以使人懷疑他們根本缺乏社會化，忖想他們到底有沒有感情。她在定罪後數年，依然堅稱有名「鬚髮濃密的陌生人」朝她和孩子們開槍。談到她竟從槍下逃過一劫（她手臂上有傷，但陪審團一致認為是自己故意造成的），唐絲回答：

每個人都說：「妳運氣真好！」嗯，但我不覺得有多幸運。整整兩個月我沒辦法綁鞋帶！很痛苦，到現在還是一樣，手臂裡有塊鋼板，一年半以後才能取出，這塊傷疤永遠不會消失。

我這輩子都會記住那天晚上的事，不管我願不願意。我不覺得自己這樣算幸運，其實孩子們比較幸運，要是我也被人射成那樣，我們早就全都死了。[13]

由於心理病態者缺乏正常感情與情感上的深度，心理學家強斯（J. H. Johns）與奎伊（H. C. Quay）形容他們「只知道歌詞，但聽不出音樂旋律」。[14]以傑克・阿伯特的書為例，他在書中東拉西扯，談恨意和暴力，為自己的行為開脫，當中有一段話值得思考：「世上有情感，形形色色的情感，但我只能透過文字、閱讀和不夠發達的想像力去了解。我能夠想像自己感覺到這些情感，藉此了解那是什麼，但我沒有感覺到。活到三十七歲，我仍像一個早慧的男孩，內心只有男孩的激情。」[15]

許多醫師都說過心理病態者的情感非常淺薄，幾乎只算是原始情感，也就是針對當下需求的原始反應（後面幾章會討論這方面的最新研究成果）。有個二十八歲的心理病態受試者替高利貸討債，他如此描述自己的職業：「比方我得教訓一下不肯還錢的人，首先我得讓自己生氣。」若進一步問他，這種怒氣和某人侮辱他或占他便宜的怒氣有無不同，他答道：「不，都一樣。都是那一套，照做就好。我現在就可以生氣，就像開燈關燈那麼容易。」

同樣是我們研究樣本的另一名心理病態者說，他不太了解其他人口中的「恐懼」是什麼，不過卻表示：「當我搶銀行時，我注意到行員渾身發抖或講不出話，有個女生吐得鈔票上到處都是，她一定是害怕到不行，但我不懂為什麼。要是有人拿槍指著我，我想應該會怕吧，但不至於吐出來。」若問他碰到類似情況會有什麼感覺，他完全沒提到生理的感受，只是說：「我會把錢給你、想辦法比你更早動手，或者想辦法夾著尾巴逃走。」若再追問他有何感覺，而不是有何想法或行為，他彷彿不明白此話的意思。再問他是否有過心臟狂跳或胃抽筋的感覺，他說：「當然！我又不是機器人。做愛或跟人打架時，我都超亢奮的啊。」

在實驗室用生醫記錄器做實驗時，結果顯示心理病態者不會產生和恐懼相關的生理反應。[16]此一發現的意義在於，恐懼是大多數人面臨痛苦或懲罰時自然產生的不快情緒，也是激發行為的強烈動力。恐懼使我們不去做某些事：「這麼做，之後你一定會後悔。」也使我們下定決心做某些事：「趕快去做，否則你一定會後悔。」無論是哪一種狀況，意識到後果的「情感認知」都驅使我們採取特定行動。但心理病態者卻不是這樣，他們只顧一頭栽進去，就算明知後果也無所謂。

對大多數人來說，害怕或擔憂會出現幾種身體上的反應，像是手心冒汗、心臟怦怦狂跳、口乾、肌肉緊張或無力、顫抖、或煩躁不安，我們確實也常用上述伴隨而來的生理反應形容內心的恐懼：「我好害怕，心臟快要跳出喉嚨；我想講話，但嘴巴變得很乾。」諸如此類。

但心理病態者感到害怕時，不會有這些身體反應。於他們而言，恐懼一如其他的情感，既不完整又淺薄，僅限於認知層面，既沒有生理上的騷動，也不像大多數人有不愉快、令人亟思避免或減輕的感受。

「儘管他具有社會地位，卻是我見過最危險的社會病態者。」高等法院法官宣判罪名後這麼說。犯人是三十七歲的律師諾曼・盧索・尚伯爾（Norman Russell Sjonborg），他在加州聖荷西執業，相當受人尊敬，卻以殘酷手段殺害一位遭他侵吞款項的客戶。盧索的第三任妻子泰芮，原本替他做不在場證明，說起兩人剛認識時，覺得「他看起來人很好，說話輕聲細語，非常討人喜歡」。但她又補充：「從一開始，盧索就說過覺得情感空虛，沒辦法像其他人一樣感受事物，不知何時該哭、何時該感到喜悅。」泰芮認為「他的感情表現一板一眼」，又說「他會找心理書籍來讀，學習如何在日常生活中做出恰當的情感反應」。

兩人的婚姻觸礁後，盧索一再告訴妻子她瘋了。「每次去做婚姻諮商時，我都焦慮到極點，」她說，「但盧索會靜靜坐在那裡，顯得親切又理智，然後轉頭對諮商師說：『知道我有多受罪了吧。』我就會尖叫：『不是我，是他瘋了。』但盧索很會演，諮商師站在他那一邊，說要是我把一切都推給丈夫，我倆的婚姻諮商不會有進展。」

後來盧索想出了幾種解決婚姻問題的方法，寫在一張紙上：「什麼都別做」、「請法院

> 調解」、「帶女兒走，不殺人」、「帶女兒走，殺四個人」、「殺了女兒和賈斯汀」。他的緩刑監督官表示，這份清單顯示出「他考慮如何殺掉自己的孩子，就像其他人盤算要買哪一種汽車保險好，態度相當超然。這是沒有靈魂的男人開出的送洗清單。」
>
> 談到盧索殺害菲力絲・汪德一案，泰芮說：「他用棍棒把她活活打死，幾小時後，我見到他，他的神色跟平常沒兩樣……沒有擔心害怕、後悔，什麼都沒有。」
>
> 泰芮向法官陳述時，做出如下請求：「別看他偽裝得人模人樣，請看他內心的野獸。」她也表示非常害怕他將來會循線找到她。「我知道最後的結果，他一定會是模範犯人，跟其他犯人和管理者都處得很好，最後就會轉到管理比較疏鬆的監獄，然後逃跑。」
>
> ——《形象》（*Image*），萊德・麥克道威爾（*Rider McDowell*），一九九二年一月二十六日

---

1 《心理病態人格檢核表》由 Multi-Health Systems (908 Niagara Falls Blvd, North Tonawanda, Toronto, Ontario m4H 1P1) 出版，唯有合格人員方能使用。檢核表內的項目結合了面談、個案紀錄和檔案資料，綜合評分。不過有些研究人員只藉由可信度高的檔案和歷史資料，據以評分，結果同樣可信，例如 G. T. Harris, M. E. Rice, & C. A. Cormier. Psychopathy and violent recidivism. Law and Human Behavior, 191, 15, 625-637.

2 Joseph Wambaugh (1987). *Echoes in the Darkness.* New York: Bantam Books.

3 Joe McGinniss (1989). *Fatal Vision.* New York: Signet.

4 Ann Rule (1987). *Small Sacrifices.* New York: New American Library. P. 468.

5 Stephan G. Michaud and Hugh Aynesworth (1989). *Ted Bundy: Conversations with a Killer.* New York: New American Library.

6 見 "The Mind of a Murderer." *Frontline.* PBS (1984/3/27); 亦可見 D. O' Brien (1985). *Two of a Kind: The Hillside Stranglers.* New York: New American Library. 以及 Reid Meloy (1988), *The Psychopathic Mind: Origins, Dynamics, and Treatments. Northvale,* NJ: Jason Aronson, Inc.

7 引自 Tim Cahill (1987). *Buried Dreams.* New York: Bantam Books.

8 Peter Mass (1990). *In a Child's Name.* New York: Pocket Books.

9 Robert Reiber (1997). *Manufacturing Social Distress: The Psychopathy of Everyday Life.* New York: Plenum.

10 Paul Ekman (1985). *Telling Lies.* New York: Norton.

11 Michaud and Aynesworth (1989). p. 3.

12 電視節目《今日焦點》，1991/10/10 播出。

13 電視節目《歐普拉脫口秀》，1988/9/26 播出。

14 J. H. Johns & H. C. Quay (1962). The effect of social reward on verbal conditioning in psychopathic and neurotic military offenders. *Journal of Consulting Psychology* 36, 217-20.

15 Jack Abbott (1981). *In the Belly of the Beast: Letters from Prison.* New York: Random House. P. 13.

16 最早著手研究的是 David Lykken (1957)，研究題目為 A study of anxiety in the sociopathic personality. Journal of Abnormal Psychology and Social Psychology 55, 6-10. 本書作者 (1978) 年撰寫了審查文章，題為 Electrodermal and cardiovascular correlates of psychopathy. R. D. Hare and D. Schalling (eds.). Psychopathic Behavior: Approaches to Research. Chichester, England: Wiley. 最新研究由 J. Ogloff & S. Wong 提出：Electrodermal and cardiovascular evidence of coping response in psychopaths. Criminal Justice and Behavior 17, 231-45. 大部分關於掌心出汗和心跳加快的研究，都是在當事人等待痛苦的電擊或巨大聲響時用儀器記錄。

Chapter 4

心理病態者的側寫：生活方式

大致說來，心理病態者的人格特徵與尋常罪犯不同，他們的侵略性更強、性情更衝動、情感反應更淺薄，但最重要的特質還是在於毫無罪惡感。正常的罪犯心中有一套內化的價值觀，即使不免扭曲，然而一旦違背這套標準仍會感到內疚。

——《心理病態者：關於罪惡心理的探討》，

威廉．麥考德與瓊安．麥考德合著[1]

我在第三章描述了心理病態者是如何對待自己和他人的思考和感受，透過我的「心理病態人格檢核表」探討他們在情感和人際方面的症狀，然而這只不過是其中幾個特徵，本章將說明上述檢核表包含的其餘症狀，也就是心理病態者的另一面：長期不穩定、漫無目標的生活方式，輕率放肆地違反社會常規和期望。這兩類面向，一是情感和人際關係，二是社會偏差行為，便組成了心理病態人格的全貌。

衝動

心理病態者不可能花太多時間衡量某一行為的好壞或可能的後果，「因為很想做，就做了」是常見的說法。

出生於德州的殺人犯蓋瑞・基墨爾（Gary Gilmore）自願接受死刑，並且得其所願，此案引起舉國關注。他在一九七七年被槍決，是美國過去十年來唯一一次死刑。有人問他：「假如你那晚沒有被捕，你想還會有第三、第四個受害人嗎？」基墨爾回答：「會，除非等到我被警察抓了或射殺之類的……我沒有思考、沒有計畫，我就是去做了。那兩個傢伙真的很倒楣……

我的意思是，殺人是為了發洩怒氣，憤怒不是理性，殺人是缺乏理性的。別想要用理性來了解殺人行為。」[2]

心理病態者的衝動行為不只是一時發脾氣，多半源自於一個目的：達到立即的滿足、愉悅或放鬆，這也是他們大多數行為的動機。「心理病態者就像嬰兒，專注於一己需求，只渴望饜足。」心理學者威廉・麥考德與瓊安・麥考德在書中寫道。[3]大多數孩童很小的時候就已經懂得延遲滿足，與外在環境妥協。一般來說，父母可以跟兩歲小孩約定好，不要立刻滿足欲望，即使只是延後一會兒也好。但心理病態者似乎學不會這一課，他們的欲望絕不打折，完全忽視他人的需求。因此許多人常自問家人、員工或同事到底怎麼了：工作說不幹就不幹、關係破裂、計畫說變就變、房子被人洗劫、有人受傷，一切只因某人一時興起。某個心理病態者（也是我的研究對象）的先生這麼說：「她站起身，離開了餐桌，消失了兩個月才回來。」

有個在「心理病態人格檢核表」拿到高分的受試者說，有次他去參加派對，走到半路想買一箱啤酒，卻發現忘記帶皮夾，得走六、七個街區回家拿，因為懶得回頭，他撿了塊大木頭去搶加油站的錢，嚴重毆傷一名員工。

心理病態者過一天算一天，經常改變計畫，很少認真思索未來的事，更加不會去擔憂。他們也不太在意這一生能夠達成什麼。「喏，我四處漂泊流浪，討厭被限制住。」他們常這麼說。

有名訪談者解釋他為何「只管眼下」，他做了個比喻：「大家告訴我們開車要隨時留心、做好防備，先想好如何閃避以防萬一，別只注意前方那一輛車。嘿！但是正前方的車才是最危險，要是我們老是注意更前面的幾輛，就會撞到啦！要是我老是想著明天，就沒辦法過好今天啦！」

自制力差

除了容易衝動、想到什麼就馬上去做，心理病態者一旦察覺到侮辱或輕蔑，會立刻做出反應。大多數人很懂得約制自己的行為，即使很想發飆，也能夠「避免失控」。然而，心理病態者的自我約束力薄弱，稍微挑釁就足以讓他們怒火中燒。因此心理病態者的脾氣火爆、性情魯莽，碰到不順心的事、失敗、挨人訓斥或批評，便暴跳如雷、出言恫嚇或詬罵。他們動不動就生氣，為了瑣事就跟人爆發衝突，經常讓他人覺得很不恰當。這一類發飆儘管激烈，但往往歷時甚短，他們很快就一副沒事人模樣，彷彿什麼也沒發生。

犯人卡爾有次打牢裡的付費電話給太太，得知她那個週末因為找不到人顧小孩，無法前去探視，也就不能順道帶香菸和食物給他。「妳這臭婊子！」他朝話筒大吼，「爛貨，我要殺了妳！」

他朝牆壁打了一拳，指關節都流血了，讓恫嚇更具效果。但一掛斷電話他就笑了，跟另外幾個犯人開玩笑。監獄的警衛聽到方才部分電話內容，警告他不准任意罵人、做出威脅性行為，他看起來一臉迷惑，不像是偽裝。

一名犯人排隊取晚餐時，被另一名犯人不小心撞到，他就動手把對方打到昏過去，然後重新站回隊伍裡，好像一切都沒發生過。儘管他後來因為滋事受到單獨監禁的懲處，但要他說明原因時，他只說：「我被惹毛了，他靠我太近，我必須教訓他一下。」

有個關於「轉移作用」的經典案例：有個受試者說他在酒吧跟一名非常壯碩的保鑣起爭執，一時情緒失控，揮拳揍一旁看熱鬧的人，這人往後一倒、頭撞到桌角，兩天後死了。「我已經夠火大了，這傢伙還在笑我。」他怪被害人使他氣惱，還控訴醫院有疏失，居然讓被害人死了。

雖說心理病態者很容易衝動，像火一點就著，但他們後續的行為並非失控所致。相反地，當心理病態者「大發雷霆」時，看起來反而很像鬧脾氣。其實他們完全知道自己在做什麼，他們的暴怒看起來很冷酷，因為他們不會感受到像其他人發脾氣時的激動。舉個例子，某個在「心理病態人格檢核表」分數算高的犯人被問到生氣時會不會失控，他回答：「不會，我控制住自己，好比說，決定把這傢伙揍到什麼地步。」

心理病態者經常對他人的身體或感情造成嚴重傷害，有時甚至是家常便飯，卻不願承認那是因為他們控制不了脾氣；大多數認為衝突是由於對方挑釁，他們只是做出自然反應罷了。

追求刺激

心理病態者需要持續不斷的強烈刺激，渴望生活裡充滿危險，隨時一躍而起、採取行動；多數時候，這類行動會違反某種規範。克萊克里在《常人的面具》中，描述一名患有心理病態的精神科醫生，儘管從未做出重大違法行為，卻無法忍受專業生涯的束縛，因此三不五時便需要放縱。週末出門尋歡時，他馬上拋開身為專業醫師的形象，若有女性和他作伴，他便盡情貶低、侮辱，甚至訴諸肢體暴力的威脅。

部分心理病態者喜愛嘗試各種毒品，藉以尋求新鮮感或刺激。他們也常搬家或換工作，隨時置身於新奇的所在。我們曾訪問過一名青少年，他用奇特的方式保持刺激感：無數個週末，他不知用什麼話術，說動幾個好朋友站在橫跨河流的大橋上，挑戰迎面而來的運貨列車；於是一群人站在橋上，看著列車衝他們開過來，第一個跳下去的人得請大夥兒喝啤酒。這個說話像機關槍、巧舌如簧的受試者，從來不必請人喝啤酒。

許多心理病態者表示「犯罪」是為了刺激跟興奮。有一次，我們問一名女性受試者是否曾只為了好玩，去做瘋狂或危險的事，她回答：「噢，很多啊。但我覺得最刺激的是攜帶毒品通過機場安檢。天哪！真夠刺激！」

有個男性心理病態者說自己喜歡替毒販討債，為了「感受腎上腺素狂飆的滋味。沒事可做時，我就去酒吧，走到某人面前，朝他的臉噴一口菸，然後我們倆就去外頭幹一架，最後呢，這人多半會覺得我不錯，兩人就回酒吧一起喝酒什麼的。」

電視紀錄片《惡魔之心》（*Diabolical Minds*）有個關於G・丹尼爾・沃克（G. Daniel Walker）的片段頗有趣。沃克的前科相當輝煌：詐欺、搶劫、性侵和謀殺，而且很愛打官司。[4]他有次接受聯邦調查局前探員羅伯特・雷斯勒（Robert Ressler）的訪問時表示：「當你從大型監獄裡逃出來，一路闖出去，你知道警車出動了，那種刺激……比性愛還棒。喔，有夠爽！」

渴望刺激的另一面是無法忍受一成不變或單調。心理病態者很容易覺得無聊，因此不太可能看到他們從事沉悶、一再重複或需要長時間專注的職業或活動。我想航空交通管制員或許適合心理病態者，不過只有在事態緊急、一團亂的時候他們才肯做。日常無事時，他們大概會到處晃蕩或跑去睡覺，也可能根本沒去工作地點。

心理病態者真的適合危險行業嗎？我曾教過一名學生大衛・考克斯（David Cox），目前是加拿大西門菲沙大學心理系教授，他並不這麼想。他曾研究派到北愛爾蘭的英國未爆彈處理專家，在進行這項研究前，他以為心理病態者面對危急能保持冷靜的態度，加上需要強烈刺激，一定特別適合這項工作。但負責拆除愛爾蘭共和軍所設炸彈的幾名士兵卻表示，心理病態者就像美國西部牛仔，難以信賴又衝動無比，缺乏追求完善、專注細節的特質，很容易在崗位上陣亡。大多數心理病態者在訓練期就被淘汰，少數漏網之魚也做不長。

同樣地，心理病態者也不可能是稱職的間諜、恐怖份子或犯罪集團成員，因為他們浮躁衝動、只關心眼下、無法對團體或某項使命盡心效忠，導致他們難以預測、漫不經心、不值得依賴，就像「自走砲」，專門炸傷自己人。

缺乏責任感

心理病態者從不理會義務和承諾。就算他們發自內心保證「我絕對不再劈腿」，這些諾言也很快就消散如煙。

舉例而言，假如有人信用紀錄欠債累累，表示此人根本不在乎欠錢，不把貸款當一回事，說好要分擔小孩的扶養費用也只是隨口說說。就算他說：「女兒是我的性命……我願意做任何事，給她我童年時沒能擁有的一切。」社工人員和其前妻有充分理由懷疑此話的真實性，畢竟法院裁定他該付的扶養費，她們從一開始就沒拿到過。

從生活各層面來看，心理病態者完全不負責任、不值得信賴。他們的工作表現極不穩定，動不動就不來、濫用公司資源、違反公司政策，整體說來相當不可靠。他們從不重視對人或組織的承諾，也缺乏堅守到底的處世原則。

安・魯爾以黛安・唐絲為主角寫了一本書，提到一種不負責任的教養行為，是心理病態者的典型行為模式。[5]唐絲找不到臨時保姆照看孩子時，經常索性把幾個小孩丟在家裡。小孩最大的才六歲，老么僅有十五個月大，鄰居都說這些孩子常餓肚子、極度需要關愛、疏於照顧（有人看到他們冬天時在外頭玩耍，沒穿外套或鞋子）。唐絲聲稱愛孩子，但她漠視孩子在身體或情感上的需求，幾近冷酷。

無論是面對親生子女、抑或是同居男友（或女友）的小孩，心理病態者對孩子的身心愉快不屑一顧的態度，在我們彙整的心理病態受試者檔案裡十分常見。心理病態者覺得孩子是累贅。當中有些人（比如唐絲）堅持自己很關心孩子，行徑卻恰好相反。這些人會長時間扔下孩子不管，或交給不值得信賴的臨時保姆。有個受試者和她先生就把一個月大的嬰兒託給酒鬼朋友，這個朋友喝醉酒，昏睡了過去，他醒來後忘記自己在替人照看嬰兒，也就走了。等這對父母八小時後回家，才發現有關單位已經把小孩帶走。這名母親十分憤慨，認為這樣妨礙了她的親權，控訴有關單位剝奪了孩子享受母愛的機會。即使後來得知孩子嚴重營養不良，她仍堅持自己的立場。

心理病態者會毫不遲疑利用家人或朋友的資源來幫助他們脫離困境。有個受試者多年來不斷讓父母失望，最後走私毒品，竟還說動他們抵押房屋，替她繳保釋金。她在保釋期間逃跑，如今父母還在打官司，只盼能保住房子。

心理病態者從不考慮自己的行為會不會給他人帶來不便、甚至危險。我們的研究對象有個二十五歲犯人，因危險駕駛收到二十多張判決書：在身體控制力差的情況下開車、逃離事故現場、無照駕駛，以及過失致死罪。被問到出獄後是否仍繼續開車，他回答：「幹嘛不開？我是開得很快沒錯，但我很厲害。意外發生，雙方都有責任的嘛。」

最近我接到一通電話，是美國西部某州的醫師打來詢問「心理病態人格檢核表」。他打算以感染愛滋病毒（HIV 呈陽性，未來有可能發病）的病人為研究對象。依他的經驗，有些病患明知自己有愛滋病毒，仍與健康、毫不知情的另一半維持性關係，而且不做任何防護措施，他認為這類病人當中有許多是心理病態者，他們從不擔心自己不負責任的行為是否會帶來可怕的後果。這名醫生想評估自己的判斷是否正確。

有位工商心理學家告訴我，核電廠篩選新進員工時非常謹慎，原因不言自明。但他主動提到，一般篩選程序，包括面試、人格測驗、推薦信等等，難免有漏網之魚，沒辦法完全過濾掉非常不負責任、完全無法信賴的那種人，也就是心理病態者。

心理病態者三言兩語就能哄得對方回心轉意：「我已經學到教訓了」、「我向你保證，絕不會有下一次」、「這真是天大的誤會」、「相信我」，也經常能說服司法審判者相信他們意圖良善、忠實可靠。雖然他們常獲得緩刑或提前出獄，但他們毫不理會法院訂下的條件。也就是說，他們就算面對具有拘束力的刑事司法制度，也絕不履行義務。

心理病態者彼此合不來。他們自私、凡事以自我為中心、愛苛求別人、冷酷寡情，這種人最討厭跟自己一樣的人，同一片天空容不下兩顆星。不過有時候，他們會暫時搭檔，一塊幹壞事，給其他人帶來痛苦或損失。一般來說，其中一個很「會講」，施展魅力、編造故事，將被害人玩弄於股掌之間；而另一個很「敢做」，行使恫嚇與暴力，直接採取行動。只要兩人能夠各取所需，他們所向無敵。

我歷年檔案中有些案例足以說明這一點。其中有個案例是兩個年輕的男性心理病態者在派對上認識，「會講」的那個正在哄騙一個小藥頭讓他賒些古柯鹼，但沒成功。另一個「敢做」的無意間聽到對話，用他自己的話來說：「我一把抓住那藥頭的卵蛋，叫他給我跟我朋友一人一包。」就這樣兩人開始長達一年結夥販毒的關係。會講的一個負責接洽，跟對方敲定交易；敢做的負責揍人。會講的那個先落網，馬上跟檢察官談條件，供出了同夥。

另一個心理病態者是年輕女性，口齒伶俐，一味跟父母要錢，常跟朋友抱怨父母錢給得太少，但其實她的生活已經相當奢侈。她認識了一個具有侵略性、充滿惡意的中年男子，對她說：「幹嘛不想想辦法？」兩人暗自籌謀，打算由男子闖入她的家，幹掉她的父母；同一時間，她會和其他朋友出城去。但這個計謀失敗了，因為女子跟朋友吹噓自己很快就會有錢，風聲傳到了警方那裡，警察竊聽女子的電話，搜集足夠證據以共謀殺人罪名起訴兩人。兩人都試圖認罪協商，轉當污點證人，指證對方。

有時候，心理病態者和邊緣性的精神病患變成一對奇異的拍檔，但後果不堪設想，因為前者會把後者當成殺人工具。卡波提在《冷血》一書中描繪的李察．迪克．西卡克與派瑞．史密斯，便是很有名的例子。兩人在一九五九年殺害克拉特一家四口，被判死刑。迪克能說善道，擁有心理病態者的所有特徵，而派瑞被診斷為「接近……妄想型思覺失調症患者」。根據卡波提的描述，迪克視派瑞為天生的殺手，認定「在我的監督之下，這種天分才能夠好好運用、產生利益」。毫不意外地，迪克把全部的謀殺罪名都推到同夥身上：「是派瑞幹的，我阻止不了他。人都是他殺的。」

很小就出現行為問題

大多數心理病態者從小時候就出現嚴重的失序行為，包括不停說謊、騙取好處、偷盜、放火、逃學、干擾上課秩序、染上毒癮、故意搗毀公物、使用暴力、霸凌、離家出走，以及過早有性行為。由於許多孩童在成長過程中都曾產生其中幾種行為，尤其是住在不太安寧的社區，或在功能不彰、充滿謾罵的家庭中長大的孩子，因此必須強調，相較於兄弟姊妹或出身相似的朋友，心理病態者問題行為較多樣，情況也比較嚴重。某個有心理病態的小孩，家裡其他人精神狀況都很正常，但他從十歲起行為脫序，還不到十二歲就會偷東西、嗑藥、蹺課，也有過性經驗了。

孩提時對動物殘忍，大多是嚴重情感或行為問題的徵兆。密爾沃基連續殺人犯傑弗瑞・達莫就曾砍下狗的頭插在棍子上，把青蛙和貓吊在樹上，家中收藏許多動物骸骨，種種行徑嚇壞了同班同學和鄰居。[6]成年後的心理病態者說起幼年時對待動物的殘忍行徑，就像在說一件小事，口氣實事求是，甚至略顯愉快。有個在「心理病態人格檢核表」得分頗高的男人告訴我們，大約十或十一歲時，他用霰彈槍射死一隻「惹人厭的雜種狗」：「我朝牠屁股開槍，牠開始哀嚎，在地上爬了一會兒就死了。」

另一個因詐欺罪坐牢的受試者告訴我們，他小時候會拿繩索套住貓的脖頸，繩子另一頭綁在竿子頂端，再拿一支網球拍，打得貓滿地亂轉；他姊姊養一窩小狗，他會把姊姊不想養的其中幾隻殺掉。「我把牠們綁在圍欄上，用牠們的頭來練習打棒球。」說時微微一笑。

由於心理病態者從小就無法體會同理心，他們對待其他小孩也經常很殘忍。正常人因為有同理心，能壓抑使他人痛苦的衝動，就算盛怒也一樣。「那時妹妹還很小，他用各種恐怖方式破壞她的洋娃娃，但我們盡量忽略。」一名母親對我說，「可是他居然打算悶死睡在嬰兒床上的妹妹，拿剪刀剪掉妹妹脖子上的皮膚，我們才驚駭地發現，從一開始就該相信自己最壞的直覺。」

儘管並不是所有成年心理病態者小時候都曾出現這種程度的殘酷行為，但他們幾乎都會陷入各式各樣的麻煩：撒謊、偷竊、破壞公物、濫交等等。

有意思的是，媒體卻經常報導證人或鄰居得知某人的荒謬罪行時，往往不敢置信地說：「我實在不敢相信他居然會做出這種事，完全看不出他會這麼做。」這類說詞不僅反映出心理病態者很懂得包裝自己，左右他人的看法，也表示證人對他們小時候的事情一無所知。

成年後的反社會行為

心理病態者認為社會的規範與期望既不方便又不合理，害得他們無法依天性和願望為所欲為。從小時候起，他們就自己訂規則，成年後依然如故。一個衝動行事、愛欺騙、缺乏同理心的小孩，從小就覺得自己是世界的主宰，長大後也差不多是這樣。

心理病態者一輩子只顧自身利益的反社會行為，實在令人嘆為觀止。正因為他們「始終如一」，許多研究者才發現，幼年時的反社會行為是成人行為問題和犯罪的一大指標。[7]

許多心理病態者的反社會行為最後演變成犯罪事實，即使在監牢裡，也很容易從眾多犯人中辨認出心理病態者，因為他們更常出現反社會行為、進行不法活動，種類也更多樣。心理病態者不會只喜歡或專擅某一類型的犯罪，不管什麼都想試一試。在本章稍早提到的電視節目，由羅伯特・雷斯勒訪問G・丹尼爾・沃克，[8]充分說明了他們犯罪的多樣化：

問：「你的犯罪紀錄有多長？」

答：「我想目前這一份大概有二十九、三十頁吧。」

問：「這麼多頁？查爾斯・曼森的才五頁。」

答：「但他只是個殺人犯。」

沃克的意思是，他不光會殺人而已，更是多面向的罪犯，對此似乎十分自豪，他曾公開吹噓自己還有三百多件案子沒被抓到。

並非每一個心理病態者都會被送進牢裡，他們的所作所為常常能逃過別人或司法單位的注意，有時「遊走於法律邊緣」。他們的反社會行為可能是推銷假股票、有問題的生意或職業、虐待配偶或小孩，諸如此類。另外一些人做的事雖然不違法，卻不講道德情義、傷害他人也無所謂，像是性關係混亂、對配偶不忠、在情感或經濟層面上置家人於不顧、濫用公司資源或資金，不勝枚舉。這類行徑的問題在於，若家人、朋友、熟人或商業夥伴不願或無法積極配合，研究者很難加以紀錄和評估。

完整的圖像

最近有個從牢裡出來的人告訴我，他覺得「心理病態人格檢核表」不怎麼樣。已步入中年的他，大部分年輕歲月都在牢裡度過，也在牢裡被診斷為心理病態。他對檢核表項目的回應如下：

油嘴滑舌而且膚淺——「口才好有什麼不對？」

自我中心、裝模作樣——「要是我不把目標設定得遠大，怎麼能成功？」

缺乏同理心——「對敵人有同理心，是軟弱的象徵。」

愛騙人、愛操控他人——「為什麼要對敵人誠實？每個人或多或少都會操控他人吧，操控算是積極的引導，不是很常見嗎？」

情感淺薄——「但生氣會被人貼上心理病態的標籤。」

衝動——「也可以說是充滿創造力，活在當下，想到什麼就去做，一派自由。」

自制力差——「激烈挑釁、愛攻擊人的行為可能是一種防禦機制，一種欺敵的表象，好在叢林裡生存下去。」

追求刺激——「是有勇氣抗拒一成不變、單調無趣的生活。過著驚心動魄的日子，去做危險、刺激、富於挑戰性的事情，活得淋漓盡致，充滿生趣，而非乏味沉悶、跟死了沒兩樣。」

缺乏責任感——「這是常見的人性弱點，用不著強調。」

很小就出現行為問題，以及成年後的反社會行為——「犯罪紀錄能夠反映惡劣或拒絕服從嗎？」

有意思的是，關於「毫無悔意或罪惡感」，他無言以對。

當然，過著反常的生活並非心理病態者的專利，許多罪犯多少具備了本章敘述的人格特徵，但他們有罪惡感，曉得愧疚，也有同理心與強烈情感，因此不算心理病態者。唯有掌握了此人具有病態人格的確切證據，才能診斷為心理病態。也就是說，他必須有上一章及本章描述的大部分症狀。

丹尼爾・高曼（Daniel Goleman）最近為《紐約時報》寫了篇文章，寫道：「數據顯示，大約有二至三%的人是心理病態者，比住在內陸城市、出身於破碎家庭的人高出一倍。」[9]此一說法及其他宣稱心理病態日益增多的言論，均將犯罪、偏差行為與心理病態混為一談。

儘管社會底層的犯罪率與行為異常原本就高（犯罪及行為異常有助於定義心理病態，卻不足以涵括全面），整個社會的犯罪率也日趨升高，但我們並不清楚心理病態者占總人口的比例是否也有所增加。社會生物學家一向認為行為發展深受遺傳影響，所以他們可能會說心理病態者的人數一定增加了，畢竟他們常隨便跟人上床，生出許多小孩，其中一部分有機會遺傳到心理病態的傾向。

後面幾章，我將從心理病態的根源檢視此一論點以及可能造成的後果，這些後果說起來的確令人背脊發涼。但在這麼做之前，儘管心理病態的成因非常撲朔迷離，仍有必要討論已知的層面，下一步就先來看看「良知」在行為制約上扮演了何種角色。

---

1 William McCord and Joan McCord (1964). *The Psychopath: An Essay on the Criminal Mind.* Princeton, NJ: Van Nostrand. P. 51.

2 《花花公子》，1997年5月，p. 80.

3 McCord and Joan McCord (1964). p. 9.

4 Diabolical Minds. NBC, 1991/11/3. 這部紀錄片是《懸案》(*Unresolved Mysteries*)的系列專題之一。

5 Ann Rule (1988). *Small Sacrifices.* New York: New American Library.

6 Daniel Goleman. *The New York Times,* August 7, 1991.

7 參見 D. Olweus, J. Block, & M. Radke-Yarrow (eds) (1986). *Development of Antisocial and Prosocial Behavior.* New York: Academic Press.

8 *Diabolical Minds.* NBC, 1991/11/3.

9 Daniel Goleman. *The New York Times.* July 7, 1987.

Chapter 5
內在控制：有一片不見了

要是有個惡棍親你，快數數牙齒是不是還在。

——希伯來諺語

一九八四年夏天，以利絲遇到了杰弗瑞，她永遠忘不了那一天。她和幾個朋友在海灘上，無意間瞥見他，立刻深受他燦爛的笑容吸引。他走向她，跟她要電話號碼，如此大膽、毫無顧忌，她不再顧慮矜持，抗拒不了他的笑容以及毫不在乎他人眼光的態度。他第二天就打了電話，後來便出現在她上班的地方。就這樣，一切……從一個微笑開始。

她那時在一家托兒所工作。一開始，杰弗瑞趁她休息時間去找她喝咖啡，接著共進午餐、或陪她搭公車回家。每回她一走出大樓，杰弗瑞已經在那兒等她。他很少提到自己的事，只說他是漫畫家，正在爭取在報上畫連載漫畫的機會。有時候他身上帶著大筆現金，有時卻囊空如洗，必須用她的錢；他居無定所，所有衣服都是「借來的」。他真有趣，總教她開心不已，以利絲這麼想。當一切都結束後，她恍然明白這份幽默既是吸引她之處，也分散她的注意力。他一步步榨光她的一切，而她只覺得他很會講笑話，每次都讓她笑到彎腰。

他話說個沒完，有數不清的點子、策略或計畫，但全都只是說說而已。每當她問起某個計畫進展得如何，他就一臉惱怒：「噢那個啊！我正在弄一個更大的計畫，還要大得多哦。」

有天兩人正在吃午餐，他突然遭到拘捕。翌日以利絲去探監，警察說他前一晚在男性朋友家過夜，第二天就把那人的攝影器材賣掉了。她不相信，但法官信了。原來杰弗瑞早就因幾個案子被警方通緝，結果入獄服刑。

即使他人在牢裡，以利絲仍逃不過他的手掌心。他每天寫一封信給她，有時多達三封。信中寫到他的天賦、夢想、計畫，也寫到她，和他們倆將共度的人生……以利絲險些被他的文字淹死，有個作家用「話多得像嘔吐物」來形容類似的情形。杰弗瑞信誓旦旦地說，只要他找對方法活用他的精力，一定會發光發熱，不論什麼事都能辦到，然後他會給她幸福美好的生活，他是如此愛她。讀著他的信，她感動莫名，即使當中一封信結尾寫著「寄錢過來」，她也不曾起疑。

八個月後，杰弗瑞出來了。他直奔以利絲的住處，再次使她心旌搖曳，但她的幾個室友沒那麼喜歡他。杰弗瑞跟其中一人搭訕，又趁另一個室友睡覺時，爬到她的床上，用力壓住她的肩膀，使她動彈不得，看到她因無處可逃而露出恐懼神色，他彷彿很滿意的樣子。杰弗瑞不分早晚都待在這兒，不消說，這群女孩簡直無法再共同生活下去。

很快地，大家都看出他不打算走，也不想找工作，可是以利絲仍到處替他謀職。第一次面試很成功，但他頭一天上班就偷光收銀機裡的現金，一連五天不見人影。後來有人打電話告訴以利絲，杰弗瑞在賣毒品。等他終於現身，神情愉快，連珠炮似地說個不停，以利絲質問他，但他全盤否認，於是她又信了。她就像是溜溜球一般，一會兒信，一會兒不信，然後又信了。

以利絲的父母很擔心女兒跟杰弗瑞交往的事，於是出面介入，堅持要她去看精神科醫生。他們並不覺得他多討人喜歡，常說他的眼神「奇異、不帶感情」。但精神科醫生不夠有警覺心，認為杰弗瑞「樂觀」、「積極」、「很有個性」。不知為何，看到醫生也被他收服，以利絲忽然看清真相，當即決定和他分手。兩人站在街上，她對他說一切都結束了，他抓住她手臂，直勾勾盯住她，口氣強硬地說：「妳知道，我絕不會放妳走。」她陡然間明白爸媽所說的眼神，他又說：「我要一直跟妳在一起，以利絲。」

她過沒幾天就搬到另一間公寓，而他開始跟蹤她。

他託人傳話：倘若她不肯見他，他就要自殺，除非她願意見他一面，否則他絕不罷休。後來傳話的內容變了：他不打算自殺，而是要殺了以利絲。沒多久他找到了她，搗壞公寓的門，一把揪住她頭髮。幸好她哥哥那天提早下班，一下班就過來找她，及時出現，杰弗瑞一看到他，立刻冷靜下來，笑了笑，隨口打聲招呼，離開了公寓。

就這樣，風暴止息。他再也沒出現過。之後好些年，以利絲會聽到杰弗瑞被捕的消息，大多是搶劫和詐欺，加上一次襲擊。他去坐牢，出獄後在一艘漁船上工作了一陣子。最後一次，她聽說他又回去吃牢飯，這回要關很久。她常想自己一開始怎麼會全心全意信任他？她始終找不到答案。但一想到她險些被杰弗瑞的魅力（然後是他的憤怒）生吞活剝，她花了很長時間才逐漸消除對男人的戒心。

以利絲曾是我的學生，既有親身經驗，又受過正式訓練，如今她十分了解心理病態者。但她始終想不通，為何像杰弗瑞這樣的人能夠輕易鑽進某人的生活，然後說走就走，繼續找下一個受害人。她說：「對他來說，行為準則是用鉛筆寫的字，而他有一塊大橡皮擦。」

自從《沉默的羔羊》的原著小說和電影問世後，常有記者與節目主持人問我，令人害怕的主角漢尼拔・萊克特既是頭腦一流的精神科醫師，也是會吃人肉的殺人狂，這算不算是心理病態者的寫照？

萊克特顯然具有許多心理病態者的性格特徵：自我中心、裝模作樣、冷淡無情、愛控制人，而且從無悔意。可是，他看起來就是徹頭徹尾的瘋子。這一點倒不令人意外，畢竟萊克特與野牛比爾（電影裡的易裝癖殺人魔，會把女性被害人的皮剝下來），基本上是以精神失常的殺人犯艾德華・蓋恩為原型。

後來萊克特住進了收容神智失常罪犯的精神病院，院長說：「噢，他簡直是禽獸，徹頭徹尾的心理病態者，難得可以活捉這種人。」

當然這話失之偏頗，只是反映出一般人的誤解，以為所有心理病態者都是令人髮指的殺人狂，閒來無事喜歡凌虐被害人，將其肢解。即便萊克特果真是心理病態者，他也絕非典型，況且他畢竟是虛構人物，假如真有這樣的人也相當少，好比嚴選會員資格的俱樂部會員。連續殺人犯極其罕見，整個北美洲應該不到一百人；反觀心理病態者，可能多達兩、三百萬人。就算幾乎所有連續殺人犯都有心理病態，這頂多表示每兩萬至三萬名心理病態者中，只有一個連續殺人犯而已。

換句話說，刻意將心理病態者描摹成如萊克特一般虐殺成性的凶手，容易扭曲社會大眾對此一疾病的認知。心理病態者之所以犯法，絕大部分是出於自我中心、一時興起，以及想要立刻滿足日常生活的需求，並不是為了享受權力在握的興奮感或性飢渴。

違反規定

社會上有各種規定，部分制定為法律，另外一些則屬於大家都接受的道德觀念，亦即是非對錯。無論是法律或道德觀念，都是用來保護每一個個體，並強化社會組織。一般人守法固然是由於害怕受罰，但也是基於以下考量：

◆ 理性評估被抓到的機率

◆ 哲學或神學上的善惡概念
◆ 了解大眾合作與社會和諧的必要性
◆ 有能力去思考並感受旁人的感覺、權利、需求以及福祉

學會遵守社會規則是一段複雜的過程，稱為社會化，從實際層面來看，就是教導小孩「事情是怎麼做的」。透過家庭教育、上學、社會經驗、浸淫於宗教傳統等等，我們在社會化過程中建立起一套內心系統，承載著信念、態度與個人價值觀，知道該如何立身行事。所謂的良知也在社會化過程中形成，是內心發出的惱人聲音，幫助我們抗拒誘惑，一旦臣服於誘惑，便產生罪惡感。這股內心的聲音，加上內化的社會規範、外在的社會規則，合在一起便是「內心的警察」，即使眼前並無外在的控制力量，如法律、來自他人的期望、現實世界的警察等，也使我們不致行差踏錯。若說我們內在的控制使社會得以運作，絕非誇大其詞。另一方面，我們對心理病態者罔顧規則的做法，一致感到驚愕好奇，正表示「內心的警察」對我們有相當大的監督力量。

然而，像杰弗瑞這樣的心理病態者卻不受社會經驗制約，也沒有培養出良知。這種人缺乏內在聲音的引導，儘管他們了解規則，要不要遵守卻隨他們高興，就算對他人造成重大影響也無所謂。他們很難抵擋誘惑，就算犯罪也毫無內疚。少了良知在一旁碎碎念，他們只求滿足一己的欲

望和需求，毫無顧忌；不管是什麼事，只要覺得不會被抓包就去做，因此任何反社會行為，從偷小東西到血腥謀殺，都敢下手。

我們不知道為何心理病態者的良知（假如有的話）如此薄弱，但以下是幾項合理推測：

第一，心理病態者較無體驗情緒的能力，尤其是恐懼與焦慮，這兩者是啟動良知的發條。[1] 大部分人小時候受到懲罰，會自動將這種焦慮感跟社會禁忌連結起來，一輩子也忘不掉。一想到某種行為可能挨罰就產生焦慮，硬生生壓下衝動。事實上，焦慮感甚至能遏制想法：「我想過要拿錢，但很快就打消了念頭。」可是心理病態者鮮少將被禁止的事和焦慮連在一起，因此處罰也阻止不了他們。或許正因如此，杰弗瑞的被捕與有罪判決紀錄宛如失憶症患者的犯罪史，任何懲罰在他身上都產生不了效果，他必須立刻獲得滿足。

第二，心理病態者的「內在聲音」缺乏情緒上的感染力。 良知不僅取決於想像後果的能力，也必須有「在心中跟自己說話」的能力。前蘇聯心理學家盧里亞（A. R. Luria）已經證實，內化的語言（亦即內在聲音）是控制行為的重要因素。[2] 但心理病態者跟自己說話就像在「唸台詞」。杰弗瑞企圖強暴以利絲的室友時，心裡可能在想：「狗屎！這麼做代價可能很大，也許我會得愛滋，或讓她懷孕，以利絲搞不好會殺了我。」但就算他心裡真的閃過這些念頭，其感情力度大概跟「今晚不妨來看球賽吧」差不多。也就是說，他從未認真思考過，這種只求滿足自己的行為，會對相關人等（包括他自己）帶來什麼影響。

第三，心理病態者較缺乏「設想」行為後果的能力。[3] 如果眼前具體的獎賞和未來不可知的後果相互角力，顯然是獎賞的力量要大得多，但他們內心對於被害人下場的畫面則特別模糊。因此在杰弗瑞的眼裡，以利絲並非伴侶，而是一種「連結」，提供了住處、衣服、食物、金錢、娛樂，以及性滿足，一應俱全。他從不曾想過自己的行為會帶給她什麼影響。一旦發現和她來往再也拿不到好處，他絕不戀棧，逕自尋找下一個目標。

心理病態者很容易全心專注於最感興趣的事物上，忽略其他事。某些精神科醫師將這種過程比喻成一支光束狹窄的探照燈，一次只能照亮一樣東西，也有人認為這種專注近似於掠食者悄悄潛近獵物，想一舉成擒。

這種超乎尋常的潛心專注能力很難說好或壞，得視情況而定。舉例來說，明星運動員往往將成功歸功於專注的力量。倘若一名打擊者揮棒時沒盯住球，而是望著鳥飛過天空，或者聽到某人喊他名字就分心，打擊率不可能進步。從另一方面來看，若許多情況比較複雜，就得同時注意好幾件事。假如我們只關注最有趣的事，就可能錯過其他重要的東西，例如危險訊號。而這是心理病態者常做的事：他們一心只想獲得報酬與滿足，完全忽略警示。

比方說，二次大戰期間，有些心理病態者贏得「無所畏懼的戰鬥機飛行員」美名，緊追敵機不放，如同梗犬咬中前方獵物的腳踝。但這類飛行員鮮少會注意不那麼有趣的細節，如燃料補給、飛行高度和位置、其他飛機的方位等。因此他們有時變成英雄，但更常陣亡，或被稱為投機者、獨行俠或難以信賴的紅人，因為他們只知道顧好自己。

他們只服從想服從的規定

心理病態者當然不是對於凝聚社會的種種規定與禁忌毫無所覺，說到底，他們也不是只懂服從暫時的需求或衝動、攫取眼前機會的機器人，只不過他們比其他人更懂得揀選願意服膺的規定與限制。

對一般人來說，光是想像可能招致的批評便足以約束行為。在某種程度上，我們反覆質疑自我價值，因此總是不斷向自身及他人證明，我們其實還不錯、穩重有能力、值得信賴與託付。

心理病態者則恰恰相反，他們評估某種情勢時，只看如何脫身、須付出多大代價，卻不像一般人容易焦躁、懷疑、擔心沒面子、可能造成痛苦、是否會影響未來的計畫等等；簡單來說，有良知的人在採取行動前得經過縝密思考，總有擔心不完的事，歷經社會化洗禮的人（也就是我們）幾乎無法想像心理病態者所體驗的世界。

我在西溫哥華時，經常沿著防波堤慢跑，旁邊就是一條鐵軌，一天只有幾班火車經過。大約一年前，我看見控制車輛通行的號誌燈亮起，車流慢慢回堵。當時我剛跑完步很熱，站著喘息一陣，很快發現號誌雖然不停閃，卻是壞掉的，沒有火車要通過。然而停在標線後方的汽車卻不往前開，即使後面其他車都開始繞過它了。十分鐘後我離開那裡，號誌燈仍不斷閃爍，第一部汽車仍然動也不動。

不妨這麼想：第一部車的駕駛與心理病態者分別占據內在約束力的兩端。前者遵守規定如同奴僕服從主人，後者視規定如無物；前者聽到內心聲音說「不行」只有乖乖遵從，但後者叫它「滾蛋」。

對信念與社會扞格不入的人來說，內心聲音代表了問題。一九六八年法國學潮如火如荼展開，曾出現過一段塗鴉文字：「每個人心中都有一個睡著的警察，必須除掉他。」

戲劇中的心理病態者

一般人對於手段圓滑的騙徒和冷血殺手，尤其是他們不受社會與良知的制約，始終非常好奇。在寫作本章時，令大眾為之風靡的電影信手拈來就有《盜亦有道》、《戰慄遊戲》、《地獄來的房客》、《與敵人共枕》、《光天化日》、《愛情與謊言》、《小小犧牲》、《海角驚魂》、《以兒之名》，以及使人冷汗直流的《沉默的羔羊》。此外，以真人實事為題材、甚至重新搬演案件的犯罪談話節目，像是《如假包換》、《今日焦點》、《美國頭號通緝》，也蔚為潮流。

布魯斯・韋伯（Bruce Weber）寫過〈一點也不陌生：內心深處的心理病態〉（"Cozying Up to the Psychoath That Lurks Deep Within"）一文，刊載於一九九一年二月十日《紐約時報》，提醒我們小說家喜愛以「扭曲變態的心靈」為題材並不新奇，很早以前便是如此：「從《奧賽羅》中的埃古到近代謀殺小說《驚魂記》中的諾曼・貝茲，從《化身博士》中的傑可博士到電影《黑獄亡魂》中的惡棍哈瑞・賴姆，從納博可夫小說《蘿莉塔》中有戀童癖的亨伯特，到大衛・林區影集中侵犯女兒的里蘭・帕默，各種小說、戲劇和電影，不斷透過虛構情節，探索惡人的邏輯。當發現想像力不足時，作家和演員也從冷峻的真實事件汲取靈感，像是開膛手傑克、掄起斧頭殺害父母的麗茲・波頓、犯下滅門血案的迪克與派瑞、連續殺人犯蓋瑞・基墨爾與查爾斯・曼森，當然少不了獨裁者希特勒、史達林及英國暴君理查三世，如今海珊想必也使作家眼睛發亮。」

但是為什麼？我們為何熱愛想像沒有良知的人格？「顯然邪惡非常誘人，」韋伯說，「而且不光是寫劇本或演戲的人這麼覺得而已。從愛捉弄人到重大的罪行，所有人都想藉由看戲了解惡人如何為非作歹，這說明了何以心理病態者，也就是壞事做絕卻毫無悔意的人，在群眾意識裡占有一席之地。」

韋伯與法庭精神科醫生羅納德・馬克曼（Ronald Markman）討論過這個想法，而馬克曼與多明尼克・伯斯可（Dominick Bosco）合寫了《與魔鬼獨處》（*Alone with the Devil*）一書，記述馬克曼診斷殺人犯的職業生涯。這位精神科醫生認為，身為觀眾的我們能夠認同具有心理病態的角色，在幻想中過一次不必受到內在控制的人生。馬克曼寫道：「他們內心裡的某樣東西，我們也有，所以我們深受其吸引，渴望了解那樣東西是什麼。」他接受韋伯的訪問時，進一步表示：「每個人的內心深處都有點心理病態。」

精神科醫生喬安・茵崔特（Joanne Intrator）在紐約的西奈山醫學中心開設一門課程，叫做「現實與電影中的心理病態者」，她在課堂上解釋，電影頗為適合這種觀眾認同，如此一來，看電影的行為就從好奇心一躍變為飽嘗刺激的偷窺行徑。她說：「電影方便我們享受偷窺的樂趣，黑漆漆的空間減低了我們平日的道德意識，也讓我們轉而觀照不受超我（良知）約束的內心狀態。在黑暗中，我們透過幽微的意識享受著暴力和性愛的愉悅，而且似乎不必付出任何代價。」[4]

這類觀影經驗或許對心理健康的人有益，提醒他們心理病態帶來的危險與破壞。但另一方面，對於那些尚未建立起內在道德標準、有嚴重心理問題、或覺得被主流社會排斥的人，這些電影則提供了有力的負面教材。

為了反抗而反抗，毋須任何名目

一九四四年，精神分析學家羅伯特・林德納（Robert Lindner）出版了一本經典巨著《毫無名目的反抗者》（*Rebel Without a Cause*）[5]，探討罪犯的心理病態。林德納認為心理病態有如瘟疫，但許多人嚴重低估這股巨大的摧毀力量。他從心理病態者與社會的關係出發，描繪這一群人：

心理病態者是反抗者，完全不服從普世禮法及標準……他們是沒有名目的反抗者、缺乏口號的煽動者、毫無計畫的革命者。換句話說，他們渾身的反骨只是為了達到讓自己滿足的目標，不會為其他人而努力。不管理由有多冠冕堂皇，他們每一分付出都代表一種投資，僅僅為了滿足切身相關的慾望。

各地文化也許不同，但有心理病態的反抗者在哪兒都一樣。一九四〇年代中期，林德納在書上提到，心理病態者多半遊走於社會邊緣，因為在那兒，「閃亮愉快的個人自由讓他們發光發熱，沒有了群體的約束與限制，無論在生理或心理上，都沒有侷限。」

今日，心理病態者似乎潛藏在我們當中，無所不在，我們得自問幾個重要問題：為什麼我們對心理病態的好奇心愈見熾盛，在電影、電視、大眾書籍和雜誌裡都可以看到？為什麼愈來愈多暴力犯罪是年輕人幹的？究竟社會發生了什麼，讓某位專家說出如下的話：

現今你所看到的年輕罪犯對被害人更沒同情心，更不會猶豫下手傷害他人或將其殺掉。年輕罪犯對被害人缺乏同理心只是冰山一角，反映出社會上普遍存在的問題：近年來，心理病態者慣有的心態也出現在一般人身上，也就是說，認為自己必須對他人幸福負責的人愈來愈少了。[6]

難道是我們不知不覺間讓社會演變成今日這個樣子，成為培養心理病態者的溫床，甚至是他們隨意濫殺的刑場？每天翻開早報，就會發現這個問題日益迫切。

---

1 Robert Hare (1970). *Psychopathy: Theory and Research*. New York: Wiley; Gordon Trasler (1978). Relations between psychopathy and persistent criminality. 收錄於 R. D. Hare & D. Schalling (eds.) *Psychopathic Behavior: Approaches to Research*. Chichester, England: Wiley.

2 A. R. Luria (1973). *The Working Brain*. New York: Basic Books.

3 Ethan Gorenstein (1991). A cognitive perspective on antisocial personality. 收錄於 P. Magaro (ed.) *Annual Review of Psychopathology: Cognitive Bases of Mental Disorders*, vol. 1. Newbury Park, CA: Sage.

4 喬安・茵崔特，私人談話，一九九一年十月。

5 Robert Lindner (1944). *Rebel Without a Cause*. New York: Grune and Stratton. 本書於一九九五年改編成扣人心弦的同名電影，卻未能傳達林德納對於心理病態的看法。

6 Jose Sanchez. 引自 *The New York Times*, 1989/7/7.

Chapter 6

犯罪：合乎邏輯的抉擇

假如職務內容是犯罪，那麼心理病態者便是最佳人選。

彼得・羅（Peter Lorre）在佛列茲・朗（Fritz Lang）一九三一年的經典電影《M》當中，飾演專門猥褻兒童並將其殺害的凶手，往往一時興起便在街上挑倒楣的小孩下手。警察查不到凶手的身分，地下幫派只好插手管這件事。當他們循線抓到這傢伙，這群令人望而生畏的幫派份子把他拖到一處廢棄的釀酒廠，組成黑道法庭，審判他，定他的罪。這部電影堪稱是詮釋「盜亦有道」最擲地有聲的作品之一。

盜真的有道嗎？隨便找一群監獄犯人問一下，你會發現他們的確有某種道德規範，雖然未必是主流社會遵守的規矩，但不管怎麼說，還是有規定與禁令，依然可稱之為道德規範。這些罪犯在某些方面違反了社會上普遍的規則或價值，但仍可能遵守所屬團體的規定，這個團體或許是目前自己混跡的社群、大家庭裡的其他家人，也或許是黑幫。因此變成罪犯並不表示此人毫無良知，或社會化不足。人之所以犯罪，原因不止一種，大部分牽涉到外在因素：[1]

◆有些罪犯是學來的，在他們成長的家庭或社會環境中，犯罪可說是種常態。比如我們有個受試者，爸爸是個專業慣竊，媽媽賣淫維生，他從小就跟著爸爸「去幹活」。這類「次文化罪犯」還有更誇張的例子，如義大利黑手黨，與在歐洲某些地區相當活躍、成群結夥的吉普賽人。

◆有些罪犯大致上是「暴力惡性循環」的產物。現在開始有證據顯示，童年時期遭受性侵害、肢體暴力、或欠缺關愛的人長大後容易犯下類似的罪行。比方說，會猥褻兒童的人幼年時可能遭性侵害，毆打老婆的人小時候曾目睹家庭暴力，這種情況並不少見。

◆還有一些人鋌而走險是出於強烈的需求，譬如有毒癮或缺乏謀生技能或資源，迫於無奈只好行搶，得先把良知放在一邊。參加我們研究的受試者中，有不少人第一次幹壞事是因為出身破碎、貧窮、或充滿暴力的家庭，轉向毒品求取暫時的安慰或放鬆，之後便會犯罪，因為吸毒惡習需要錢。

◆另外一些人變成罪犯，乃是「一時激動鑄下大錯」。某個四十歲的男性受試者既無前科、亦無暴力犯罪紀錄，在妻子的皮包裡發現了保險套，和她大吵一架後，「氣瘋了」，把她揍得半死。他被判兩年，不過一定能提前假釋。

以上舉的例子告訴我們，惡劣的外在因素，如貧困、家庭暴力、兒童性侵害、父母疏於教養、經濟壓力、酗酒或染毒等等，迫使許多人去幹壞事，甚至可說是犯罪的主因。只要少了上述因素，很多人根本不會作奸犯科。

但有些人犯罪只因為報酬豐厚、覺得比工作好賺，甚至只為了尋求刺激。[2]這一類人並非全都有心理病態；但單就心理病態者來說，他們之所以犯罪與出身不佳的關係不大，反而與人格結構有密切的關係，他們為人行事幾乎不會考量到社會規範。有次我們問一名女性研究對象為何要犯罪，她的回答跟其他心理病態受試者如出一轍：「說實話嗎？就為了好玩囉。」

心理病態者與其他罪犯不同的是，他們既不效忠於團體，也不依循規章或原則，總是只想到自己。執法單位為了破案、瓦解幫派成員、或搗獲恐怖份子的巢穴，經常利用這項特點破案。「聽明點，先求自保吧。告訴我們還有誰，就沒你的事了。」相較於普通罪犯，這種話對心理病態者比較管用。

泰倫斯・馬利克（Terrence Malick）執導的《窮山惡水》（*Badlands*）改編自查爾斯・史塔克威勒（Charles Starkweather）及其女友卡瑞兒・弗格（Caril Ann Fugate）的殺人逃亡故事，是一部令人寒毛直豎的奇想電影，具備冷靜寫實的基調。電影帶有幻想色彩的地方在於基特・卡羅瑟司（Kit Carruthers）這個角色，他風采翩翩、口若懸河，完全符合心理病態者的基本特徵；但他對女友荷莉（Holly）太過依戀，到了失去真實感的地步。也許有人會說這不過是典型的好萊塢浪漫電影，描述一名心理病態者擁有金子般閃耀的心。不妨仔細看，

你會發現荷莉一路緊緊跟隨基特。再看一遍才能看到真實案例浮出表面：若說製作人心目中的心理病態者就像基特那樣，那麼荷莉便是真正的心理病態者，真正的「他者」，演員西西・史派克（Sissy Spacek）將此一角色演得入木三分，彷彿戴著面具在說話。

荷莉有兩種人格特徵，示範了心理病態人格的重要特點。一是她情感上的貧瘠，其次是她透過各種動作「演」出內心有深刻感情，這一點可以從她有時明顯極不合宜的舉止看出來。因為她父親反對她與基特往來，基特在她眼前射殺她父親，此時這名十五歲少女摑了基特一巴掌，之後她跌坐在椅子上，抱怨頭痛；過沒多久，基特放火燒了她家以毀屍滅跡，她便跟隨基特四處逃亡，一路上大開殺戒。

另一個例子：基特又犯下幾件殺人案後，他舉槍對著一對嚇壞的情侶，口氣懶洋洋地叫兩人下車，命令他們走到空地上。此時荷莉不經意地和驚恐的女人並肩而行，對她說：「嗨。」她的聲音帶著孩子氣，語氣平淡。女人問：「他打算怎麼樣？」亟欲搞清楚當下的狀況。荷莉說：「噢，基特說他覺得自己快爆炸了，我有時也會這樣，妳不會嗎？」這一幕近尾聲時，基特把兩人綁在田野中央的地窖裡（那兒專門儲藏根莖類蔬菜），正打算舉步離開時，突然對準地窖的門開槍，問她：「妳覺得我有打到嗎？」彷彿只是在黑暗中拍死蒼蠅。

這部電影最幽微的心理病態證據，也許就是荷莉的旁白。她用單調的口吻敘述這一切，間或摻雜幾句女孩應該如何去感受的話，大多是從漂亮海報上看來的。荷莉談到她與基特的愛情，但這位女演員微妙傳達出儘管荷莉述說內心感覺，其實從未有過親身感受。假如世上真有「知道歌詞，但不知道旋律」這回事，史派克飾演的角色便是如此，她使得觀眾親歷那種怪怪的感受，心中湧起難以形容的不信任感，渾身起雞皮疙瘩；許多曾與心理病態者打過交道的人，無論是普通人或專家，都描述過這種感受。

犯罪的公式

從許多方面來說，很難想像哪個心理病態者能夠終其一生不違反社會禮俗，畢竟他們缺乏自制力，道德倫理觀念與一般人不同，對世界採取冷漠、自我中心的看法，從不知懊悔為何物。當然，許多人的確犯了罪，罪行包羅萬象，從偷小東西或侵占財物，到襲擊他人、勒索、持械搶劫；從搗毀公物、破壞安寧，到綁架、謀殺，乃至於妨害國家安全的罪名如通敵、從事間諜活動、或進行恐怖攻擊。雖然並非所有罪犯都有心理病態，心理病態者也不見得都會犯罪，但心理病態者在監獄人口中仍占有相當比例，而且此一族群的犯罪數量不合比例地多，[3]平均來說，入監的男、女犯人約有二〇%是心理病態者，而且一半以上的重罪是心理病態者犯下的。

真相是，心理病態者的人格結構很容易為其他人帶來麻煩，正如大白鯊天性嗜血，心理病態者天生就是罪犯的料。他們絕不放過任何占便宜的機會，又缺乏內在控制的力量：良知，這就是促成犯罪的有效公式。正因如此，年輕的心理病態者杰弗瑞以燦爛的笑容使海灘上的女子卸下心防，不費吹灰之力黏在她身邊，想辦法從她身上獲取溫情、性滿足、住處、食物和金錢，藉「愛情」之名奪取這一切；當某個男生前來約翰・蓋西的店裡應徵工作，年紀、外貌恰好是蓋西喜歡的類型，他片刻也不猶豫，脅迫男孩供他淫樂，而且食髓知味，最終殺死男孩後分屍，埋在自家房屋底下；[4]在猶他州殺人的蓋瑞・基墨爾跟女友吵了一架，開車載另一名女子去兜風，但他發現自己壓抑不了憤怒，便開進加油站，把年輕女伴留在車上聽廣播，開槍射殺第一個出現在他面前的人，隔天晚上又如法炮製，據他所說，這兩個男人只是不巧在那個時間地點出現，而他碰巧需要發洩。[5]

根據美國聯邦調查局最近的研究，殺害值勤中執法人員的罪犯當中，有四十四%是心理病態者。參見美國司法部聯邦調查局，統一犯罪報告科一九九二年九月發表之〈因公殉職〉（*Killed in the Line of Duty*）一文。

只管眼下

心理病態者褻瀆神聖原則的態度，可能讓接受新時代（New Age）思想洗禮的人不寒而慄，不過只要我們把他們想成完全活在這一刻、任何好機會都不放過的人，就能理解這類人的行為與動機。有個「心理病態人格檢核表」得分甚高的犯人說：「不然你要一個男人怎麼辦？她屁股那麼翹，我只是自己來而已。」他因強暴被定罪。另外一個犯罪之後還上電視參加遊戲節目，被同一個城市的受害者認出來，報警逮人。五分鐘的明星鋒頭，換來兩年蹲苦窯！

蓋瑞・基墨爾被處決前不久接受《花花公子》訪問，從他說的話不難了解徹底活在這一刻是什麼意思。當訪問者詢問他智商分數如此之高，為何犯罪老是被逮，他回答道：

> 我有幾件事沒被抓到。我不是個厲害的小偷，都是衝動行事，不計畫也不思考。幹這種鳥事不被抓到，不需要特別聰明，只要稍微想一下就可以了，但我不願思考，沒那耐性，也不夠貪心。其實很多案子我原本可以逍遙法外的。嗄，我自己也不太明白，也許很早以前我就什麼都不在意了。6

心理病態者的暴力：冷血、臨時起意

一九九〇年一月一日，二十六歲的洛克珊・穆瑞用一把12號口徑霰彈槍殺死結縭五年的四十二歲丈夫。她告訴警方自己很愛丈夫，但非殺了他不可。法庭接受了這個說法，撤銷二級謀殺罪名。

她丈夫道格・穆瑞的休閒嗜好是飆車，需要「強悍有力的摩托車、柔弱順服的女人、聽話的狗，全都任他擺佈」，這些年來他多次被控性侵、襲擊，但沒有一次進入審判程序，因為沒有目擊證人。他之前結過幾次婚，經常恐嚇、毆打和他交往的女人。他曾幹過一件可怕的事，「經營中途之家，收容遭到性侵害的少女，但他就像剝削其他女人那樣，在精神和肉體上剝削她們，常拍下不雅照片，等以後派上用場。」

洛克珊抱怨十四隻狗的食物花費太驚人，結果道格硬把她拉進拖車，用一把上膛的手槍狠敲她頭，接著開槍射死她最愛的那隻狗，對她說：「妳的下場可能就是這樣。」他「好像若不施暴或完全由他主宰，就沒辦法做愛。他隨時隨地都可能要求口交，不肯的話就會挨揍。他愛玩強暴遊戲，強迫女人配合，或逼幾個女人一起玩俄羅斯輪盤，每一把槍都先裝滿子彈。」

洛克珊的摯友說，「道格好像有許多面性格，有時候不錯，也可能是努力表現出好的一面，但有時候又壞到不行。」

道格一味耍橫，不知不覺間讓整個社區的人畫下一條底線，當他踰越了那條線，受到虐待或恫嚇的受害人就有理由採取激烈行動保護自己。

——《溫哥華太陽報》（*The Vancouver Sun*），肯・麥坤（Ken McQueen），一九九一年三月一日

比犯罪傾向更較人擔憂的是，有證據顯示心理病態者不分男女，都比一般人更愛訴諸暴力、與人爭鬥。[7]當然，大多數罪犯習慣以暴力解決事情，但心理病態者仍然更勝一籌，不論在監獄或外面，他們犯下的暴力行為數量是其他罪犯的兩倍以上。

沒錯，是令人擔心，但毫不意外。大多數人都能硬生生壓下揍人的衝動，但心理病態者通常辦不到。每當他們生氣、遭人拂逆，或感到挫折沮喪，往往直接採暴力脅迫方式，從不曾想過被害人承受的痛苦或羞辱。他們將暴力當成工具，下手毫不留情，只為了滿足某種單純的需要，如性需求或他想要的某樣物品。心理病態者幹下這種事，造成傷害之後，更容易表現出漠不關心、認為自己大權在握的樣子，或感到愉悅，甚至洋洋得意，而不是後悔，對他們來說，根本犯不著

為這種事失眠。

說完了心理病態者的反應，再來看看警務人員執行勤務時，若被迫用致命武力，會做何反應。電影裡的虛構角色在晚餐前殺掉十個壞人，還有胃口再吃第二輪，這或許讓你想起了《緊急追捕令》（*Dirty Harry*）中，克林・伊斯威特（Clint Eastwood）飾演的刑警卡拉漢；但現實世界裡的警察開槍之後都會有情緒上的困擾，不少人有「情感再現」（emotional flashbacks），甚至出現「創傷後壓力症候群」，可能導致無法繼續工作，所以許多司法單位規定執勤時開槍的員警均須接受心理輔導，無論是否有人死亡。

但心理病態者不需要這類輔導。即使是經驗豐富的專家，看到心理病態者對某次驚心動魄事件的反應，或者聽他們淡然描述如何殘酷殺人，態度就像削蘋果或除去魚的內臟一樣，也覺得驚懼不安。

◆蓋瑞・基墨爾曾告訴記者他為何有個外號叫「鐵匠」，足以說明心理病態者施暴時無所不用其極。[8]基墨爾有個朋友勒羅伊在牢裡挨打，錢也被搶走，他派人傳話給基墨爾說要報仇，需要人幫忙對付比爾。「那天晚上我發現比爾坐在那裡看足球賽，」基墨爾娓娓道來，「我拿起鐵鎚往他的頭敲下去，轉身就走……他傷得好重啊！（笑）……他們把我單獨禁閉了四個月，送比爾去波特蘭動腦部手術，可是他去了大半條命啦。所以，回答你的問題，我那朋友給我取了個綽號叫『鐵匠』，還送我一個玩具小鐵鎚掛在腰鍊上……」基墨爾後來宣稱他用鐵鎚殺了比爾，另外一件殺人案也是他幹的。記者問他：「你為什麼到處告訴別人是你殺了他們？你是在吹牛，還是要自首？」

基墨爾：「（笑）坦白說，可能比較想吹牛吧。」

◆某個剛從牢裡出來的人曾被監獄裡的精神科醫師診斷有心理病態，他語氣平靜地告訴警方，自己在酒吧刺傷一個男人，因為他請這人讓出一張桌子卻遭到回絕。他的說法是：他當時想要塑造「少惹我」的形象，這倒楣鬼竟敢在其他客人面前違抗他。

◆有個在「心理病態人格檢核表」得分頗高的罪犯闖入民宅行竊時，殺了一名老人，輕描淡寫地敘述案發過程：「我正在到處翻找，這老傢伙偏偏這時下樓，然後呢……呃，他開始大喊，他媽的大吵大鬧……所以我在他頭上猛敲一記，但他還是不肯閉嘴。我劈向他的喉嚨，他呢……往後倒退幾步，倒在地板上，發出一陣咕嚕聲，就像動彈不得的豬（笑），真的是惹毛了我，所以我……嗯，朝他的頭踢了幾下，然後他就閉嘴了……這時我已經很累，從冰箱拿了幾罐啤酒，打開電視就睡著了。是警察把我叫醒（笑）。」

如此簡單、絲毫不帶感情的暴力行徑，不同於激烈爭中吵猝不及防情緒潰堤、控制不了怒火或恐慌而爆發的衝突。新聞媒體充斥著這類案例，大多數人都明白「控制不住脾氣」的感覺，也了解有時會造成可怕後果，事後會被自己的舉動嚇到。在我寫作這一章期間，有個無前科的六十五歲男子由於謀殺未遂受審，因為他在氣氛火爆的監護權聽證會上以小刀攻擊前妻及其律師。後來精神科醫生作證表示，這名男子太過激動、失去控制，「完全不由自主」，甚至不記得自己有過抓狂的舉動，也為自己的行為驚駭不已，後來此人獲無罪釋放。就算他被判有罪，也很可能提早假釋出獄。犯罪學者已經指出，因與家人爭執，或跟朋友、熟人口角，一時情急犯下的殺人罪通常是「一次性意外」，犯錯的人平常行事正直，事後自責不已，不太可能再犯。

然而心理病態者的暴力欠缺情感上的「渲染」，也有可能為了日常瑣事而動手。我們最近為了一項研究，詳細閱讀警方關於近期暴力案件的報告，其中描述了案發的始末：在這些男性犯案人中，近五成是心理病態者。[9]同樣是暴力犯罪，這類人與其他罪犯有幾點不同：其他罪犯通常因為家庭紛爭或一時情緒失控動粗，但是心理病態者多半在犯罪過程中、或者喝了許多酒時使用暴力，也可能是受到復仇心驅使；一般罪犯動手的對象有三分之二是女性家人、朋友或認識的人，但是心理病態罪犯下手的對象有三分之二是男性陌生人。

大體說來，心理病態型暴力往往冷血無情，傾向於直接簡單、公事公辦，而不是基於內心深藏的痛苦，也沒有被迫動手、情有可原的理由。其他暴力犯常因強烈情感而行凶，但心理病態者並非如此。

也許心理病態型暴力最可怖之處在於對都會中心的暴力造成的影響，譬如搶劫、毒品交易引發的衝突、聚眾劫掠、大街上強行乞討、幫派活動、群眾暴動，以及攻擊特定族群（例如同志）等，多半是對無冤無仇的陌生人下手，其暴力形式不帶任何感情，亦非受外在因素驅使。如今電影或影集裡的惡棍在為了一己的暴力欲望而動手時，都會說「不是針對你」，正是這一波新型態暴力的好例子。有個十五歲女孩這麼說：「我看到非常想要的東西就動手拿。最糟的一次是，我抽出刀子叫那女孩交出來，但我從沒傷過人。我只是想要那樣東西而已。」10

一名危險駕駛猛撞上一輛車，車內的母親和小女兒當場斃命。目擊者表示這名駕駛「肇事後態度粗暴，滿嘴髒話，只關心自己沒辦法趕赴約會」。在救護車上，有個兩個月大嬰孩傷勢嚴重，據說這名駕駛（經測試沒有酗酒或嗑藥）聽到嬰兒哭鬧，竟然說：「你能不能讓這該死的小孩閉嘴？」

——溫哥華《省報》（*The Province*），一九九〇年四月二十五日

性暴力

性侵最能說明心理病態者的冷漠自私，甚至把暴力當成手段。當然性侵犯不一定是心理病態者，有些人飽受情緒困擾所苦，可能罹患某種精神疾病、或者有心理問題；也有人是文化或社會偏見下的產物，因此歧視女性。儘管這些人引起社會激憤，使被害人的心靈嚴重受創，他們犯案卻令人比較容易理解，不像心理病態者的犯行令人匪夷所思。

性侵累犯中，可能有高達半數是心理病態者。[11]這類人的犯行混合了數種原因：遏抑不住的性衝動與性幻想、有強烈權力欲和控制欲、將被害人視為滿足感官愉悅的物體。約翰・奧頓便是個好例子，溫哥華報社都叫他「紙袋性侵犯」，因為他在強暴兒童和女性時，會拿紙袋套住自己的頭部。經法庭精神科醫師診斷，奧頓既是心理病態者（毫無良知、愛操控他人、自我中心、愛騙人、缺乏愛的能力），也是性虐待狂，藉由對被害人施加心理壓力產生性快感。[12]

家暴的心理病態者

近年來大眾對家庭暴力的意識日益升高，不再默許容忍這種行為，不僅積極予以起訴，法院還規定家暴者必須接受治療。雖然家暴的原因與權力關係十分複雜，牽涉到經濟、社會與心理等各種因素，但有證據顯示長期家暴的人當中，心理病態者占相當大比例。

我們最近在做一項研究，[13]揀選一部分因毆打妻子而接受治療（又稱處遇計畫）的男人來做「心理病態人格檢核表」；有些人是自願參加，也有人因為這是刑罰的一部分，只好配合。這份研究樣本中，家暴者當中有二十五％的男人屬於心理病態者，與監獄犯人中罹患心理病態的比例相近。我們無從得知會家暴卻未接受治療的心理病態者占幾成，但我推測不會低於上述比例。

若「許多長期家暴者有心理病態」的假設為真，這對處遇計畫的推行恐怕極為不利。因為眾所周知，心理病態者的行為幾乎不可能改變（稍後另闢一章討論）。計畫資源原本就有限，許多治療性或處遇性團體手上早已累積冗長的候補名單，然而心理病態者很可能只為了安撫庭上便加入這類計畫，並非真心悔改；況且他們占據位子，卻只是虛應故事，這些名額應該留給更合適的人。此外，心理病態者無疑會妨礙計畫進行。但或許讓他們加入這類治療計畫最糟的後果是，他們的太太以為從此安全了，以為「他接受過治療，應該會改善吧」，錯失了斬斷孽緣的機會。

盧勃朗先生被判襲擊有同居事實的伴侶，法院命令他加入相關治療性團體。他和藹可親，風采翩翩，對這起事件時輕描淡寫：喔，不是什麼大事，只是結果很不幸，他盛怒之餘動手打了枕邊人。但警方報告卻載明她的眼周瘀青，鼻樑被打斷，而且這只是最近一次紀錄，先前受害的女人不計其數。在治療課程第一次上課前幾天，他接受面談表示知道自己的問題在哪，他只需要培養憤怒管理技巧。接下來他開始用自以為是的態度，侃侃談起心理學理論與動力如何解釋家庭暴力，最後結論是：這個團體幫不了他太多忙，但他仍然願意來上課，好幫助其他人看清楚自己的問題。

第一次上課時，他隨口說起自己曾在越南當傘兵，曾獲哥倫比亞大學的企管碩士學位，設立好幾家公司都很成功，卻都沒在細節著墨太多。他說這是他第一次觸法，但團體的小組長指出他曾因盜竊、詐欺、挪用公款被判有罪，他粲然一笑，說全都是小誤會罷了。

他主導每一次團體討論，大部分時間用膚淺的「大眾心理學」來分析其他人。小組長覺得他滿有意思，但多數人都受不了他知識份子的傲慢與咄咄逼人的態度。他幾堂課後就不再出現，據說離開了這個城市，顯然違反法院命令。他先前自稱是哥倫比亞大學畢業生、在越南服役，全是假的。

真正的考驗：我們能預測他們的行為嗎？

德州的法庭精神科醫生詹姆斯・格瑞森（James Grigson），別名「死亡醫生」，常為一級謀殺（蓄意殺人）案出庭，證明心理病態殺人犯必定會再犯。[14]拜他所賜，死囚牢房裡總是人滿為患。

但許多精神科醫師與政策制定者持相反意見，認為犯罪行為與暴力無法準確預測。

真相也和其他事情一樣，都是介於兩個極端之間。不需要天才也能明白，曾經犯罪或有過暴力行為的人是危險人物。「看某人過去的所作所為，能大致推斷未來會做的事」，這項準則是許多司法人員做決定或判斷時的依據。

近期至少有六項研究結果都證實，若能掌握此人是否有心理病態（依「心理病態人格檢核表」標準）[15]，更能有效預測未來再犯的機率。這類研究以在聯邦監獄中服刑的犯人為樣本，審視他們出獄後再度犯案的機率。研究結果大致如下：

- 心理病態者的再犯率大約是其他罪犯的兩倍。
- 心理病態者再度犯下暴力案件的機率約莫是其他罪犯的三倍。

大眾應該極為關注性侵犯假釋出獄後的問題。正如我前面提過，有些性侵犯是心理病態者，有些不是，劃分清楚是很重要的，對假釋裁決委員會來說尤其要緊，最近有一項研究以接受密集治療後獲釋的性侵犯為研究對象，[16]證明了這一點：獲釋的男性犯人有近三分之一再度性侵。這些性侵累犯多數都在「心理病態人格檢核表」得到高分；此外，在他們獲釋之前，研究者發現關於暴力的描述會讓他們產生性快感（這是以電子儀器置於陰莖旁測量出來的結果）。在預測哪些人出獄後可能再度性侵時，根據心理病態與異常性衝動這兩大變數的預估，正確率高達四分之三。

由於上述結果，刑事司法體系再度關注心理病態、累犯及暴力之間的關聯，而且不僅限於即將出獄的罪犯。舉例來說，目前就有幾家法醫精神病院採用「心理病態人格檢核表」，協助評估病患的安全分級。[17]

他們長大後會改變嗎？

想一想你從小就認識的朋友或親戚：害羞矜持的女友、愛跟一大票朋友一起玩的弟弟、說話像連珠炮又低俗的表哥，或是性情激烈、對人有敵意的鄰居。他們十歲時是什麼樣子？

人會變，有些人變化很大，但許多人格特質和行為模式一輩子都不會變。譬如一個害怕自己影子的小男孩，長大後比較可能變得怯懦、容易擔憂，而不是堅毅無畏的勇者。並不是說我們的性格或舉止從幼年時便完全固定，也不是說成長過程中的閱歷不足以塑造我們成為怎樣的大人，然而我們從小到大，與周遭環境的互動方式或多或少有一致性。以犯罪為例，幾位研究者已經證實童年時期的軟弱、躁動不安、或具攻擊性，起碼持續到剛成年的時期。[18]

如此說來，成年心理病態者的反社會與犯罪行為從小就露出端倪，便不足為奇了。但另一方面，卻有個有趣的現象：[19]

◆平均而言，心理病態者的犯罪活動在四十歲前都很活躍，四十歲左右便大幅下降。

◆非暴力犯罪下降的程度明顯大於暴力犯罪。

許多心理病態者到了中年開始減少反社會行為，為什麼？幾個可能的解釋：他們「耗竭」了、變得成熟、不想再坐牢或觸法、想出新策略對抗司法制度、找到了解他們的人、改變了對自身與這個世界的看法等等。但別急著一口咬定逐漸年老的心理病態者不致對社會造成傷害，請先思考一下這兩點：

◆並非所有心理病態者過了中年就洗心革面，有不少人直到晚年仍繼續犯案。
◆犯罪數量下滑不見得表示人格有重大改變。

上述兩點相當重要，有些心理病態者持續犯案，尤其是暴力罪行，直到最後一口氣為止。同時研究顯示許多人儘管隨著年紀增長，愈來愈少犯法，但基本的人格特質（如第三章所述）幾乎沒有改變，也就是說他們依然自我中心、淺薄、愛擺佈他人、冷漠無情，差別在於他們已經學會用其他方式滿足一己需求，不再做出嚴重反社會的行為，但這並不表示他們如今謹守道德分際。

如此一來，假如有個「改過自新」的丈夫小心翼翼不觸犯法律，不像以前那樣常出軌，也會對妻子表達愛意，她大概會奇怪丈夫究竟是不是真的變了，尤其是假如她不太能掌握丈夫的行蹤，無從得知他在做什麼。但如果這男人有心理病態，我非常懷疑他能夠改過自新。

有個女性已經確診為心理病態者，有一長串犯罪與暴力紀錄，在三十五歲那一年決定扭轉人生。她在牢裡修了許多課，四十二歲那年出獄後，獲得諮商心理學學士學位，之後開始輔導街童，一連五年都沒再犯罪。社區裡有些人認為她算成功範例，但她因盜用公款、威脅同

事和上司，先後被數家公司解雇。遭到她威脅的人憂慮自身安危，也擔心事情曝光會讓他們很沒面子，影響組織聲譽，因此始終沒採取具體行動。有些熟人認為她是個有意思的人，之所以有前科只因家庭背景不好，加上運氣差；其他人覺得她跟以前差不多，還是同樣冷酷寡情、自視過高、自我中心，把他人玩弄於股掌之間；唯一的不同是她現在懂得避免觸犯法律。

滿分

在本章末尾，我要講一個犯人的故事。兩位負責評估的專家在沒有事先商量的情況下，都同意給他「心理病態人格檢核表」上的最高分，每兩百個重罪犯中，只有不到一人會被打這種分數。厄爾受測時四十歲，因襲擊他人被判三年，正在服刑。兩位評估專家覺得跟他談話很有趣，甚至可以說令人亢奮，因為他周身散發出非凡魅力，讓人願意專心聽他說話。但他說出的話卻又使人震驚、厭惡，再加上他的口吻聽來漫不經心、實事求是。其中一位評估專家說：「這傢伙真教人著迷，但他就像是從另一個星球來的。我真的會被他嚇死！」

厄爾出身自工人家庭，環境還過得去，在四個小孩中排行老三。他很早就出現反社會行為：

讀幼稚園時拿叉子刺老師，因為她硬逼他坐在位子上；十歲開始撮合小女生（包括十二歲的姊妹）跟他那些年紀稍大的朋友上床；十三歲時因為偷父母的財物、在支票上偽造父母的簽名被判有罪。「對啊，我是在感化院裡關了幾個月，不過我得手的東西可多咧，他們只逮到其中一部分啦。」

從那時開始，厄爾無惡不作，大部分都是對其他人下手。他的紀錄洋洋灑灑：搶劫、交通違規、襲擊、性侵、竊盜、詐欺、非法拘禁、拉皮條，以及企圖謀殺。但出乎意料的是，他很少坐牢，許多時候是因為被害人拒絕指證，有時候是因為缺乏證據，或者厄爾就是有辦法提出讓人信服的理由來解釋當天的行為。就算真的被定罪，他通常能夠獲得提早假釋，然而從他獄中表現看來，簡直難以理解。

某份心理報告的其中一欄似乎微露端倪：「厄爾此人最大的特徵是醉心於掌握絕對權力……他只重視願意服從其意志，或甘願受他擺佈、聽令行事的人。他一直在盤算如何利用某人或某個狀況。」幾份監獄檔案記載他為了把持權力、掌控情勢，巧妙遊走於犯人和監獄人員之間，兩方都對他既愛又怕。他擅長要脅、恫嚇他人，必要時利用拳頭、賄賂或毒品達到目的，而且「常打其他犯人的小報告，以求脫身，甚至獲得特權。犯人守則在他眼中毫無意義，除非他能夠從中撈些好處」。

他跟女人之間的關係也很淺薄，他扮演掠奪者的角色。據他說曾有過幾百次與人同居的關係，短則數天、長則幾星期，發生過性關係的更是不計其數。問他有幾個小孩，他回答：「其實我不知道，幾個吧，我想。有人硬說我是孩子的父親，我就說：『操你媽！我哪知道是不是我的？』」他習慣恐嚇、毆打身旁的女人，染指親生女兒，也性侵女兒的女性朋友。他酷愛性虐待，把這個癖好帶進牢裡，大家都知道他「極具侵略性的同性性行為」。

厄爾最引人注目的一面性格是浮誇。翻開他的檔案，不少地方提到他的說話方式顯得戲劇化，既誇大又自負。團隊裡一位評估專家這麼寫：「要不是因為我很怕他，看他那副超級崇拜自己的德性，我一定會當面笑出來。」厄爾的說法是：「其他人不斷告訴我，我有多棒、沒有我辦不到的事，有時候我覺得他們只是在唬弄我，不過男人就是要相信自己，對吧？我看看自己，覺得挺不賴的。」

幾年前，跟厄爾面談那一陣子，獄方本來考慮讓他假釋。他交給假釋裁決委員會的申請書上寫著：「我已經成熟許多，覺得坐牢是浪費生命。我能夠對社會做出很多貢獻，也很努力分析自己的弱點和強項。我的目標是當一個好公民、過簡樸的生活、找一個好女人經營充滿愛的關係。我相信自己變得更誠實，值得信任。名譽對我來說無比神聖。」面談人員說：「諷刺的是，我沒忘記厄爾惡名昭彰，有幾十個化名，說話只會畫大餅。」

出乎意料，監獄心理學家與精神科醫生認為厄爾在這次服刑期間有進步，並且根據他們與他接觸的經驗，一致認為他再犯風險低，可以假釋。但正如我們團隊裡某位面談人員所說：「只要他對我說的話有一半屬實，就不該放他出去。」厄爾深知我們的評估是研究計畫的一部分，除非他有傷害自己或他人的舉動，否則無論在法律上或基於職業道德，都不得洩漏評估結果讓獄方知曉，因此他在我們面前比較放得開，和他為了申請假釋演出來的樣子不同。後來，厄爾被駁回申請，他便指控這位面談人員把他吐露的真心話告知第三者。面談者擔心被厄爾外頭的朋友修理，去歐洲旅行了很久，目前在英國工作。厄爾最近出獄，面談者短期內不考慮回加拿大。

---

1 針對犯罪成因的各種討論，可參考 James Wilson and Richard Herrenstein (1985). *Crime and Human Nature*. New York: Touchstone.

2 針對犯罪為何能吸引某些人的分析，可參考 Jack Kratz (1988). *Seductions of Crime*. New York: Basic Books.

3 R. D. Hare, K. Strachan, and A. E. Forth (1993). Psychopathy and crime: A review. 收錄於 K. Howells and C. Hollin (eds). *Clinical Approaches to Mentally Disordered Offenders*. New York: Wiley.

4 Tim Cahill (1987). *Buried Dreams*. New York: Bantam Books.

5 Normal Mailer (1980). *The Executioner's Song*. New York: Warner Books.

6 《花花公子》，1977 年 5 月，p. 76.

7 R. D. Hare and L. N. McPherson (1984). Violent and aggressive behavior by criminal psychopaths. *International Journal of Law and Psychiatry* 7, 35-50; D. S. Kosson, S. S. Smith, and J. P. Newman (1990). Evaluating the construct validity of psychopathy on Black and White male inmates: Three preliminary studies. *Journal of Abnormal Psychology* 99, 250-59; R. C. Serin (1991). Psychopathy and violence in criminals. *Journal of Interpersonal Violence* 6, 423-31; S. Wong (1984). Criminal and institutional behaviors of psychopaths. *Programs Branch Users Report*. Ottawa, Ontario, Canada: Ministry of the Solicitor-General of Canada.

8 《花花公子》，1977 年 5 月，p. 76.

9 S. Williamson, R. Hare, and S. Wong (1987). Violence: Criminal psychopaths and their victims. *Canadian Journal of Behavioral Science* 1, 454-62.

10 見 N. Y. Times News Service, 1991/11/26.

11 R. Prentky and R. Knight (1991). Identifying critical dimensions for discriminating among rapsits. *Journal of Consulting and Clinical Psychology*, 59, 643-661.

12 Rapist "might murder." *The Province*, Vancouver, B. C., 1987/1/28.

13 T. Newlove, S. Hart, and D. Dutton (1992). Psychopathy and Family Violence. 加拿大英屬哥倫比亞大學心理學系之未發表文件。

14 C. P. Ewing (1983). "Dr. Death" and the case for an ethical ban on psychiatric ad psychological predictions of dangerousness in

capital sentencing proceedings. *American Journal of Law and Medicine* 8, 407-28.

15 S. D. Hart, P. R. Kropp, and R. D. Hare (1988). Performance of male psychopaths following conditional release from prison. *Journal of Consulting and Clinical Psychology* 56, 227-32; R. C. Serin, R. D. Peters, and H. E. Barbaree (1990). Predictors of psychopathy and release outcome in a criminal population. *Psychological Assessment: A Journal of Consulting and Clinical Psychology* 2, 419-22.

16 M. E. Rice, G. T. Harris, and V. L. Quinsey (1990). A follow-up of rapists assessed in a maximum security psychiatric facility. *Journal of Interpersonal Violence* 4, 435-48.

17 第一所這麼做的醫院是加州的阿塔斯卡德羅州立醫院（與該院心理科主任大衛・普列特〔David Plate〕的私下談話，時間是1991/11/27）。

18 J. E. Donovan, R. Jessor, and F. M. Costa (1988). Syndrome of problem behavior in adolescence: A replication. *Journal of Consulting and Clinical Psychology* 56, 762-65; R. Loeber (1988). Natural histories of conduct problems, delinquency, and associated substance abuse: Evidence for developmental progressions. 收錄於B. Lahey and A. E. Kazdin (eds.). *Advances in Clinical Child Psychology*, vol. 11. New York: Plenum; D. Olweus, J. Block and M. Radke-Yarrow (eds.) (1986). *Development of Antisocial and Prosocial Behavior*. New York: Academic Press.

19 R. D. Hare, L. N. McPherson, and A. E. Forth (1988). Male psychopaths and their criminal careers. *Journal of Consulting and Clinical Psychology* 56, 710-14; G. T. Harris, M. E. Rice, and C. A. Cormier (1991). Psychopathy and violent recidivism. *Law and Human Behavior* 15, 625-37; L. N. Robins (1966). *Deviant Children Grown Up*, Baltimore, MD: Williams & Wilkins.

Chapter 7

白領心理病態者

竊賊的人格缺陷，便是金融家的特質。

——《芭芭拉少校》（*Major Barbara*），

蕭伯納（George Bernard Shaw）著

一九八七年七月，一位名叫布萊恩・羅思納（Brian Rosner）的地區助理檢察官讀了《紐約時報》上一篇概述我心理病態研究成果的文章，[1]便寫信給我。信上說他最近參與一場宣判聽證會，當事人的罪名是跨國銀行詐欺，金額達數百萬美元。信上說：「你這篇文章的描述，十分符合這名被告……身為詐欺調查局的成員，我們的工作就是跟你所謂的狡詐律師、醫生、商人打交道。我認為你的工作能夠幫助我們說服法官：受良好教育、穿西裝的人也會犯罪，應該透過判刑加以處置。隨信附上一些資料，你或許會有興趣，要是哪一天覺得你的理論需要事實支持，請參考這些資料。」[2]

這袋資料是三十六歲的約翰・格蘭布林（John Grambling Jr.）榨取他人錢財的證據。他靠一個同伴幫忙，騙過非常多家銀行，要走幾百萬美金，重點是他們完全沒有擔保品。《華爾街日報》針對他的詐騙生涯下了個標題：**無擔保品借到百萬，智慧型罪犯格蘭布林擅長說服銀行、假造資產**。[3]內文開頭寫道：

> 大約兩年前，兩個野心勃勃的生意人企圖騙過四家銀行和一家儲蓄貸款機構，竊取三千六百五十萬美元。結果，他們不必拿槍指住任何一個人的頭，就拿到了兩千三百五十萬。打擊率不壞，但還是落網了。

這些騙局主要是靠好看的表象，格蘭布林和同夥成功說服了數十名貸款單位的主管，證明他們倆是有誠信的人。事實上，兩人的信用評等非常高，充分利用借錢還貸款的做法，累積個人信用。《華爾街日報》的作者想知道這類騙局是如何設下的，銀行業者的回應大致如下：

◆「銀行在放款方面競爭激烈，想盡量爭取優質客戶。」
◆格蘭布林的「社交禮儀無懈可擊」，使人覺得很可信賴。
◆意圖欺詐的人「不達目的絕不罷休」。
◆「應該要強制格蘭布林在脖子上掛一顆鈴鐺。」

羅思納寄來的資料包括法庭紀錄謄本及其他法律文件，[4]這些證明了一件事：格蘭布林的謀生之道，就是利用魅力、謊話和各色手段博取受害人的信任。就算他能夠為一己行為提出似乎可信的理由，從相關文件以及羅思納針對本案寫的書看來，[5]不難發現格蘭布林的行為與本書描述的心理病態吻合。至少這個案子是很生動的警世故事，告訴我們世上有一種掠奪者，利用個人魅力以及幾乎不存在的良知，把金融機構和其他人當成肥羊來宰，委婉的說法是「白領犯罪」。他們臉上掛著和善的笑容，講話口氣教人安心，但脖子絕不會戴上鈴鐺，這一點可以保證。

像格蘭布林這一類具有企業家天份的心理病態者是很好的例子，證明有些心理病態者會利用知識和人脈，騙取其他人或機構的錢，而不必訴諸暴力。與「尋常」白領罪犯不同的是，這些人的詐術和手腕不僅僅用來賺錢，還運用在身邊所有人身上，包括家人、朋友，甚至司法制度。他們通常都能盡量避免坐牢，就算被抓到、獲判有罪，刑度往往很輕，很早便能假釋出來，繼續到處騙人。

然而他們的罪行對社會造成了可怕的影響。以下是助理檢察官羅思納在宣判聽證會上對格蘭布林的評價，值得思考：[6]

◆格蘭布林的罪行是精心計算過的，出於貪婪。他私欲薰心，想控制旁人的生活，謀奪他人財產，這種貪欲常在極其邪惡的罪犯身上見到……這種事只有極端惡劣的人才幹得出來。

◆全國不知有多少人因為他事業中斷、身敗名裂。他造成的金錢損失可以計算，但痛苦和心理創傷卻無法計算。

◆他利用溫雅的氣質犯案，但內心跟街上的匪類一樣蠻橫。

除了金融詐欺外，格蘭布林還利用知名會計師事務所的文件，偽造財務報表，以順利取得貸款。他還說動了事務所內一名老好人資深顧問和同事，幫他舉辦詐騙老人的假慈善活動。羅思納表示，對這兩個人來說，「格蘭布林是他們這一生見過最能言善道的騙子。」[7]

有魅力的人充分利用魅力遂行其志，到世人再也無法容忍為止。

——《追思錄》（*Afterthoughts*），洛根．皮爾薩爾．史密斯（Logan Pearsall Smith）

他的犯罪對象不僅限於金融機構，還包括偽造弟媳的所得稅申報單，再騙她在一張抵押票據上簽名，金額是四百五十萬美元，他拿走這筆錢，債務留給她去還。他被捕之後，他弟媳說：「當我得知他被關進牢裡，沒人能想像我鬆了多大一口氣……被他傷害的小人物……老天，他現在沒辦法再傷害任何人了。」[8]

他岳父曾寫道，格蘭布林為過去的錯誤表示懊悔，談到自己接受治療，自稱已經「百分之百改過」了，而且打算彌補過錯，「但與此同時，他正著手詐騙另外一家銀行」。[9]他在具結釋放之後，又行騙數次，「從東岸到西岸都有犯罪的蹤跡」。[10]他的行為說明了一切：其實他內心毫無悔意。

那麼，格蘭布林針對這一切又有何說法？他有滿多話想說。其中一部分顯露出心理病態者特有的心理特徵：任意扭曲事實，即使他們也知道其他人曉得真相。以下這些話，有些是他寄給法官要求輕判的信件，有些是他在宣判聽證會上的發言：

◆我所受的財經訓練培養我成為財務專員，我是建立財富的人，而非專業的「老千」或「詐騙高手」。[11]

◆一九八三年之前，我在工作上從來沒惹過法律糾紛，無論工作本身是否跟財務有關。[12]

◆我這人很有同情心。[13]

但格蘭布林自己也知道，他說的話敵不過呈上法庭的事實證據。他的確是「詐騙高手」，一九八三年前就曾有過法律糾紛，而且所有報告均顯示他絕非正常定義下所謂有同情心的人。他過往的詐騙紀錄和法律糾紛均證據充分，一九七〇年代初，他還在讀大學，便曾侵吞兄弟會數千美元，但兄弟會深恐傳出去不好聽，便收下了他父親給的支票，沒有提告。

格蘭布林第一份工作是在一家大型投資銀行，但老闆認為他「專業能力不足」，因而「鼓勵」他自動離職。[14]之後他找到財務相關工作，利用職位盜取公司的錢。後來他獲准辭職，就此開始了假造文件、竊取財物的營生。15

談到感情，羅思納說格蘭布林的太太：「很擔心兒子。格蘭布林一直都是糟糕的父親，缺乏感情，總是不在身邊。兒子問起他犯的罪，他說謊敷衍過去，就像對其他人撒謊一樣。他也騙她許多事，說謊次數多到數不清。」16尤有甚者，「她根本不了解自己的丈夫：『我以為睡在身邊的是個童子軍，醒來時才發現他是開膛手傑克。』她跟其他人一樣被騙了。她說希望自己只是遭到性侵，這樣就能跟他一刀兩斷……有個朋友想安慰她，說他不明白為什麼格蘭布林的刑期這麼長，『區區一宗白領犯罪罷了』，她真想撕爛這人的喉嚨。『區區一宗白領犯罪』，是她每天都必須面對的事實。」羅思納及同事全面調查過格蘭布林的家庭背景後，認為這是「有史以來針對白領犯罪者的內心，所做過最全面的分析：這種人任何時候都只想到累積財富；利用他人以達目的；捨棄所有情感和人際紐帶，只肯愛自己」。

格蘭布林很懂得將行為合理化，心理病態者對被害人的態度通常如此。除了希望「大家都喜歡他」、說自己不過是「財務專員」、「害怕丟臉」，他認為自己的罪行只不過是面對挫折與壓力的合理反應，或者該說是被害人的錯，總之不是他的錯。「格蘭布林心裡覺得，誰傻到相信他，就活該有這種下場。」羅思納說。17

騙取信任的人

格蘭布林懂得利用個人風采、社交能力與家族人脈贏取他人的信任。於他有利的是，一般人普遍認為某些階級的人值得信賴，因為他們具有社會地位或專業證照，像是律師、醫生、教師、從政者、顧問等等。這類人通常不需要努力博取信任，光靠職位就行了。我們跟二手汽車業務員或電訪員打交道時會提高戒心，卻常不問青紅皂白，就把資產和攸關福祉之事交託給律師、醫生或投資顧問。大部分時候我們不算所託非人，關鍵在於我們輕信他人的心態，容易使我們墮入陷阱，任其予取予求。在騙取信任的傢伙中，又數心理病態者最危險。他們博取他人信任後，馬上翻臉不認人。

有個受試者，姑且稱他布萊德，是個在「心理病態人格檢核表」得分頗高的四十歲律師，足以證明心理病態者如何運用專業地位，滿足一己私欲。布萊德的家人都是備受敬重的專業人士，妹妹也是律師。他本人因涉及詐欺與背信罪（金額達數百萬美元），目前正在服四年徒刑。他盜領幾位客戶的信託帳戶財產，還偽造支票，提領妹妹和父母戶頭裡的錢。他說只是投資股票不幸失利，先借一筆錢來填補虧空而已，他原本就打算「連本帶利歸還每一分錢」。其實布萊德是出了名的生活放縱：他有過三段婚姻，開保時捷，名下有一戶高級公寓，吸食古柯鹼，在好幾處本地賭場欠下高額賭債。他很懂得「遮掩所作所為」，但最後事情還是曝光了。

布萊德惹麻煩不是一天兩天的事。從他十幾歲開始，爸媽就常跟在他後面收拾善後，大多是小違規，如破壞公物或打架，比較嚴重的是性侵十二歲表妹，拿母親傳了好幾代的家傳珠寶去典當。學校對他來說不構成問題，他說：「我夠聰明，不必太用功也能讀完大學。有幾堂課是大班課，我有時叫其他人頂替我去考試。」讀法學院時，他被抓到持有毒品，但他一口咬定東西是別人的，逃過被控告的命運。

布萊德最近一次入獄服刑，一年半後假釋，兩個月後再度回籠，因為他未經母親同意，擅自開她的車打算穿越國境，被撤銷假釋。

布萊德在面談過程中始終神色愉快，說話很能說服人。說到受害人時，他表示沒人真的受到傷害：「律師公會有一筆錢專用來賠償損失。我被關起來，代價不是更大？」事實是，家人和法律事務所合夥人因他的行為蒙受極大的損失。

以心理病態者的性格來說，他們習慣冒名頂替也就不足為奇。他們好比變色龍，隨時都能偽造令人信服的證明，冒充專業人士，以便獲得威望和權力，從來不曾感到愧疚。事跡總會敗露，等發現苗頭不對，他們就逃之夭夭，物色下一個目標。

他們大都選擇容易假冒的行業，專業術語好學易記，同時難以全面查驗證書的真偽。假如這項專業足以讓他們說服或操控其他人，「牢牢握在手掌心」，就更好了。因此心理病態者覺得冒充理財顧問、牧師、辯護律師或心理學家容易，但冒充其他專業人士就困難得多。

有些心理病態者偶爾冒充醫生，替人診斷、開藥、甚至動手術。這麼做會危害到他人的健康甚至性命，但他們絲毫不以為意。十年前，溫哥華有個男人自稱是骨科醫生，將近一年時間，他替人開刀（大多很簡單，但有幾次很難），過著高調奢華的生活，活躍於社交圈和慈善場合。後來開始有人懷疑他跟病患有性關係，並質疑其醫療程序及幾次手術失誤，他從此人間蒸發，留下羞愧不已的醫界人士和身心受創的病人。數年後他在英國現身，因冒充精神科醫生被捕入獄。他接受審判時供出自己曾冒充社工人員、警察、臥底海關探員，以及擅長婚姻問題的心理師。若問他為何能扮演這麼多種角色，他回答：「我讀很多書。」他的刑期很短，搞不好現在就在你家附近。

挑弱小的對象下手

想到心理病態者可能假冒律師或投資顧問，就讓人覺得不太舒服。但更教人不安的是，有一小撮真正的專業人士如醫生、精神科醫師、心理學者、老師、辯護律師、幼保人員等，利用職權，辜負委託人的信任，照理來說，他們的工作本應是幫助弱小的人。克萊克里在《常人的面具》一書中，生動描述患有心理病態的醫生和精神科醫師。他指出了一點：這些人和一般心理病態者（最後身陷囹圄或進入精神病院）的不同之處在於，他們成功維持看似正常的假象，然而這層「令人敬重」的面紗很薄，一扯就破，讓倒楣的病人難受不已。最常見的是治療師利用職務之便，占病患身體上的便宜，使病患不知所措，覺得遭到背叛。病人若是申訴，只會受創更深，因制度偏向採信治療師的說法：「顯然我的病人有情緒困擾，渴望關愛，容易幻想。」

有關利用他人信任、滿足一己之私，最可怕的例子是欺負毫無抵抗能力的人。許多兒童遭到父母、親戚、幼保人員、神職人員或老師性侵害，數字之高令人咋舌。施加性侵害的人當中，心理病態者最可怕，他們從未想過，交付在他們手中的小孩身心受創有多嚴重。許多犯案者自己幼年也遭到性侵害，心理狀況不穩定，常因自己的行為感到痛苦，但心理病態者卻是無動於衷。有個受試者對我們說：「不做白不做。」他性侵女友八歲的女兒，被判有罪。

幾個月前，美國西部某州一位精神科醫師打電話給我。她說有好幾家州政府簽約委外的私立機構，專門收容有情緒困擾的中輟青少年，如今遭控裡面的工作人員對病患性侵。她和這類機構打過交道，因而懷疑好幾名犯案的職員有心理病態，濫用職權與病人的信任，對病人做出不當的性舉動。她建議利用「心理病態人格檢核表」來評估政府委外的私立照護機構人員。

心裡想做就去做

世上總是有心理病態者為各種目的誘人上當，通常是為了錢、名望、權力；如果被關進牢裡，就會為了自由而騙人。從某種意義上來說，既然天生性格適合做這種事，很難想像他們不這麼做。再加上他們手上握有世界通行的門票：外表好看、口才流利，正是坑矇拐騙的兩大元素，布萊德便是一例。況且許多人太好騙，一心相信人性本善，讓他們更加容易得手。

最近報上有一篇文章，標題是〈最新詐術：說真話〉（"Con Artist's Latest Ploy—Telling the Truth"）[18]。內容描述某個獲選為年度傑出人物的男人，擔任商會會長（連續殺人犯約翰・蓋西當年也出來競選青年商會會長，因被判謀殺而未能如願），兼任小鎮上的共和黨執行委員會委員，他在鎮上住了十年，對外自稱是柏克萊心理學博士，決定出馬競選本地公立學校委員會的某個職位。「薪水是一萬八千美元，」他後來說，「我想拿這個當跳板，接著進入郡委員會，薪水就有三萬元。之後或許可以選眾議員。」

一名地方報紙記者決定查證他提供的各項證明，發現除了出生地和出生日期外，其餘都是假的。（他對記者說「謊話總要加入一點真相」，免費奉送這句忠告。）此人不僅個人資料全部造假，也有一長串反社會行為、詐欺、假扮他人和坐牢的紀錄。他唯一跟大學扯上邊，是在萊文沃斯聯邦監獄服刑時修了幾門進修推廣課。報上這麼寫著：「在他四處行騙之前，從小就愛騙人。他是那種為了搭便車而偷童子軍制服的小孩，而且他會跟人家說，這次出門是為了贏得勳章。後來他加入陸軍，只待了三星期就落跑。之後他假扮成皇家空軍飛行官，到處跟人家說他是個英雄……二十年來他在美國到處躲藏，總是沒被受騙的人找著，這段期間他娶了三個老婆，離了三次婚，有四個孩子。直到現在，他都不知道孩子們過得如何。」

被揭穿之後，他一副無所謂的樣子，還說他知道要是被人發現，「信任我的人會站在我背後給我支持。」又說：「善於撒謊的人，看人最準。」這話倒有幾分真實，比他說過的話全部加起來更真。唯一使他羞愧的是，戳破他的只不過是個地方記者。即便如此，他還是有辦法用一句話抹消此人調查上的勝利：「我沒特別掩飾身分。」

或許這份報導中最值得注意的是（儘管這種情況不算少見），被他當成冤大頭的那群人非但沒有譴責他過分的欺騙行徑，反而爭先恐後聲援他，而且不只是象徵性支持而已，共和黨執行委員會主席寫道：「據我判斷，他的真心、廉潔和盡忠職守的精神，足以媲美林肯總統。」可見他深深被這冒牌貨的言語打動，沒留心他的行為。也許他跟整個社區的人都不願面對這項事實：他們上當了。如同一位評論家所說：「對於愛冷嘲熱諷的美國人來說，被人當成蠢蛋才是罪惡，丟臉丟到了家。」[19]

這種心態讓騙子和老千的日子好過得多。這個騙子馬上發現機會來了，著手準備進入政治圈。「對從政者來說，讓大家叫得出你的名字很重要。現在有更多人聽過我的名字，」他說，「我可以靠這個混好幾年了。」大多數人變成家喻戶曉的騙子都會因此羞憤難當，但心理病態者不會，他們還是可以直視每個受害人的眼睛，熱切做出種種保證，「以他們的榮譽起誓」。

有件事說來尷尬。某次我受邀赴加州參加一場討論犯罪的會議，發表針對心理病態者的研究成果，說好的答謝酬勞是五百美元，另加上其他開銷。會議結束後半年，我仍未收到錢，詢問之下才知道主辦人在華盛頓的一場政府會議上被逮捕，被控數項罪名：詐欺、偽造及竊盜。結果發現他有一長串犯罪紀錄，被數名精神科醫生診斷為「典型心理病態者」，是偽造文件和推薦函才得到這份工作。不消說，我不是唯一沒收到錢的講者。最糟糕的是，我演講

完不久，他寄來一份關於心理病態診斷的影印文章，還加上一堆評論。他被捕後，獲准保釋，就此不知去向。

諷刺的是，我和這個人相處時間不算太短，演説前有正式的午宴，結束後又到酒館聊天。我沒察覺到他有任何不尋常或怪怪的地方；在他面前，我的專業「天線」偵測不到訊號。我會借他錢嗎？有可能。我記得自己堅持請客。他脖子上可沒有掛鈴鐺！

亞犯罪型的心理病態者

許多心理病態者一再進出監獄或其他矯正機關，典型模式是工作一陣子就去坐牢，放回街上後一陣子又回監獄，或關進精神療養院，但只要院裡的職員發現這個病人是個燙手山芋，老惹麻煩，妨礙院裡的日常運作，很快就會放他出來。最常見的後果就像一顆失去控制的乒乓球。

但也有不少心理病態者從沒進過監獄或矯治機關。他們看起來成就不錯，可能是律師、醫生、精神科醫師、學者、傭傭兵、警察、邪教教主、軍事人員、商人、作家、藝術家、演藝人員等等，從來不違法，至少沒被抓到。這些人和一般的心理病態罪犯同樣自我中心、麻木不仁、愛控制人，但他們的智力、社交技巧、家庭背景與環境使他們能夠維持正常的表象，對他人予取予求而不必受罰。有些時事評論家稱他們為「成功的心理病態者」，也有人認為這類人於社會有益；這一派的觀點是，儘管他們無視社會規則，但聰明的心理病態者能夠超越習以為常的想法，為藝術、戲劇、設計等等領域點燃創意的火花。在我看來，就算這種說法有道理，但是這些人只顧著「表現自己」（而且犯後毫無悔意），專門走歪路，害許多人心靈破碎、事業一蹶不振，無論有多少貢獻都不足以抵償傷害。

與其稱作「成功的心理病態者」，我比較喜歡叫他們「亞犯罪型的心理病態者」，畢竟他們的成功是假象，而且是踩著別人爬上去的。嚴格說來這些人並未犯法，但行為通常違反普遍認定的道德標準，徘徊於法律的灰色地帶。有些人做生意時貪婪無情，無所不用其極，但在其他方面還算誠實、富於同理心；亞犯罪型的心理病態者卻不是這樣，他們表現在人生各方面的態度和行為都差不多，如果在工作上舞弊，而且不受責備、甚至獲得讚賞，他們在其他方面也會撒謊作假。

我確信，倘若心理病態者的家人或朋友不必擔心遭到報復，願意開口討論和他們相處的經驗，我們一定會窺見一顆有如老鼠窩的內心：精神虐待、玩弄女人、兩面手法，以及各種不良行為。有時候，老鼠窩會被人以戲劇性的手法掀開，公諸於世。想想許多喧騰一時的案子：地方棟樑犯下滔天大罪，像是謀殺或性侵，警方和媒體透過調查，逐漸揭露此人黑暗的一面。這類案件在不少書籍和電影中有生動的呈現，令社會大眾既震驚又好奇：「他們哪裡走錯了？是什麼原因讓他們這麼做？」

> 兩個商人走在一起，各自提著行李箱。其中一個人說：「我們只是道德破產而已。」另一個人說：「感謝神！」
>
> ——比爾・李（Bill Lee）刊於科學雜誌 *Omni* 的一幅漫畫

大部分情況，答案是幹壞事的人並非突然「走錯路」，而是經常在法律的灰色地帶逡巡徘徊，很容易就越界。在這種情況，當事人會犯罪是因為異常的人格結構，他們的人格本來就是如此，只是因為運氣好、社交技巧高明、善於遮掩、家人擔憂，或朋友、同事刻意視而不見，因此從未真的構成犯罪行為，自然不會喚起司法制度的注意。

如今我們將這些人診斷為心理病態，但重點是他們的異常和違規行為並不是一夕之間變得嚴重，他們從以前就是這樣，被捕之後還是一樣。他們是心理病態者，從以前開始就是了。

這麼一想，著實令人擔憂，表示攤在大眾眼前的案子只不過是巨大冰山的一角。冰山的其他部分幾乎存在於社會各處，包括企業、一般家庭、專業領域、軍隊、藝術界、娛樂圈、新聞媒體、學術圈，以及藍領階級。數以百萬計的人們，不論性別與老少，每天受到心理病態者的擺佈，承受著恐懼、不安、痛苦與羞辱。

悲哀的是，被害人大多無法讓別人了解他們過的是什麼生活，因為心理病態者懂得把握機會博取他人好感，經常把被害者描繪成真正的罪魁禍首。最近有一名四十歲高中老師的第三任妻子告訴我：「這五年來，他出軌，使我活得膽戰心驚，還用我的銀行戶頭開支票，但所有人，包括我的醫生、律師、朋友，都覺得是我的錯。他讓大家相信他是好人，而我瘋了，連我自己都快要相信了。當他把我銀行帳戶裡的錢提領一空，跟一個十七歲的女學生跑了，很多人都覺得難以置信，有人還問我做了什麼，才讓他做出這麼奇怪的事。」

《紐約時報》一九九〇年四月一日刊登一篇丹尼爾・高曼（Daniel Goleman）的文章，提及羅伯特・霍根（Robert Hogan）一項探討經理和行政主管「領導魅力的黑暗面」研究。霍根是塔爾薩行為科學研究院的心理學者，他認為「有些經理雖然真有缺陷，但散發出耀眼魅力，掩蓋了具毀滅性的黑暗面」，同時「表現出平常規則不能套在他們身上的樣子，但他們在企業裡爬得很快，因為善於推銷自己」。他說：「儘管他們表現得魅力非凡，卻是蛇蠍般的魅力，就像電視影集《朱門恩怨》的反派角色尤鷹。」霍根援引心理學家哈利・李文森

（Harry Levinson）針對高階主管「健康與不健康自戀心態」的研究，認為不健康的自戀狂主管太有自信，近乎自大狂，瞧不起下屬。霍根表示：「他們特別懂得迎合上司，對下屬卻很苛刻。」

企業裡的心理病態者

以下這份個案研究，由紐約的產業／組織心理學家保羅・巴比亞克（Paul Babiak）提供。

戴夫年約三十五歲，擁有州立大學文學士學位，結婚三次，有四名子女。那時巴比亞克針對科羅拉多州的大公司進行一項組織性研究，有位主管說戴夫是「問題員工」，引起了巴比亞克的注意。他在工作面試時表現極佳，因此事情開始不對勁時，主管很訝異。

戴夫的主管發現，他呈上來的第一份重要報告竟有大量抄襲。質問他時，戴夫一副沒什麼大不了的態度，還說叫他「做這麼基本的工作」，根本是在浪費他的時間和天分。他經常「忘記」執行某些比較枯燥的計畫，有一次還給主管一張便條，表示他不願再接更多業務量了。

巴比亞克找部門裡的其他同事來面談，察覺部門內的衝突大多是因戴夫而起。關於戴夫惹出來的事端，同事舉的例子不勝枚舉，例如戴夫剛進部門不久，就對主管的秘書大聲叫嚣，衝進辦公室要求解雇她，因為她竟敢拒絕星期六來上班（無預先通知）；至於秘書的說詞卻不太一樣：戴夫很無禮，對她頤指氣使，又因為她不肯放下其他工作迎合他的需求，就大為光火。戴夫出席部門會議時經常遲到，而且沒事先準備，要是真的現身，一定會發表激烈的言論。有時上司要求他控制一下言行，他回覆說他認為爭吵和咄咄逼人的態度是不可或缺的力量，人唯有如此才能夠前進。主管表示，他似乎沒辦法從別人給的回饋學到教訓，從不承認自己犯錯，每次別人告訴他時，便裝出驚訝的樣子，再三強調過去從來沒人告訴他這樣做不對。

戴夫的同事對他的描述相當一致，覺得他無禮、自私、不成熟、自我中心、無法信賴，又不負責任。幾乎每一個人都說一開始喜歡他，但時間一久就對他逐漸失去信任，還說他每次要求別人配合都有一套說詞，但全部是假的，不過他們依舊維持表面的和諧，因為不想「和他起衝突」。有些聲稱「有識人之明」的同事說，這人幾乎沒有一件事不說謊，他的承諾只是空話。

戴夫和巴比亞克面談時，形容自己是勤奮的員工、強悍的領導者、「能凝聚團隊向心力的人」、誠實、充滿才智，承擔起「壯大」這個部門的重責大任。事實上，他認為上司應該走人，由他來接手。（他的主管說戴夫曾當面對他提議這件事。）他還說他真正的主管是公司總裁。他給巴比亞克的感覺是相當任性自負，但不太在意別人怎麼看他。他的態度和遣詞用字令人覺得他把其他人當成物件。

審查戴夫的資料時，發現有好幾處矛盾。他的履歷和申請表上寫了不同的主修領域，第三份文件是一封求職信，又列了第三種主修。巴比亞克向戴夫的主管指出這件事（他從未注意到），他傳話給戴夫，要求解釋。戴夫回覆時，把三個學位統統槓掉，說寫錯了，然後填上第四種主修！質問他時，他態度轉趨挑釁，輕描淡寫地說本來就該配合不同的目的寫上不同的主修，反正他所提到的科目真的都有修過課。

戴夫的主管掌握他不當報公帳的證據，去找高階主管申訴，才知道戴夫打從剛進公司便不停申訴他。這名高階主管聽完，建議測試一下戴夫的誠信，說好翌日由戴夫的主管傳達訊息給戴夫。戴夫與直屬主管面談後，接著致電高階主管，要求私下會面，轉述他得知的「訊息」，全都加以曲解，這件事讓高階主管確信戴夫是個撒謊精，只想抹黑直屬主管。但教人訝異的是，接下來對戴夫的處置全被公司高層駁回。

巴比亞克認為這件個案最有趣之處在於，雖然戴夫身邊的人都覺得他老愛利用、控制人，又不負責任、缺乏誠信，組織高層卻都聽信戴夫，認為他深具管理才能。儘管他不誠實的證據昭然若揭，高層依然受他「蠱惑」，認為他愛咆哮是充滿創意、近乎藝術家的特質，而他愛攻擊人或在背後中傷他人，則被視為「有抱負」。戴夫竟然能讓兩派人對他有完全迥異的評價，因此巴比亞克很想找出一套系統評估戴夫的人格。

想也知道，戴夫在「心理病態人格檢核表」上得到高分，其人格與行為和組織裡常見的「問題員工」不同。其實戴夫在組織內相當成功，兩年升職了兩次，定期加薪（雖然直屬主管給他的考核成績很差），還被視為深具潛力的員工，納入企業接班計畫。巴比亞克認為從心理學角度來看，他也頗有成就，兩年多來不少公司高層相信他的說詞。這一點尤其驚人，畢竟他表現出研究者口中的心理病態特徵，所有同事、下屬和直屬主管全都看在眼裡。

助長犯罪的溫床

有野心的白領心理病態者永遠不乏機會，各大報紙商業版面時不時報導不法獲利的商業犯罪，以及騙子一手策畫的詭計。但這類新聞揭露的只是一小部分，其實口舌伶俐、長袖善舞、有數字頭腦的心理病態者很容易打進金融圈，那兒有成千上百個撈油水的機會。這些人發現利益如此巨大，規則如此寬鬆，守門人老是在打瞌睡，一定覺得自己上了天堂。最近發生的幾起案例，有的損失較小，有的極其慘重，說明了企業內部漏洞百出，使得白領心理病態者有機可乘。

◆《富比世》雜誌刊登過一篇標題為〈全球詐騙之都〉（"Scam Capital of the World"）的文章，描述溫哥華的證券交易所充斥著股市騙子，他們成群結黨，甚至「子承父業」。地方報紙不斷刊出報導，這群人設計騙局，賣假股票，甚至惡意炒股哄抬價格。就算被逮，刑罰也輕到令人失笑，無法有效遏止這些猖狂的犯罪。要是我無法再研究監獄裡的心理病態者，下一個目標很可能就是溫哥華證交所。

◆一九八〇年代晚期，美國儲蓄與信貸業務長達十年的不正當投資、假造貸款的約定事項、各種假交易與令人瞠目的貪婪，鬧得沸沸揚揚，這是因為雷根總統於一九八〇年代初解除管制所致。既無規定可循，又不必接受政府監督，某些儲蓄信貸人員便任意處置存款人的錢，債務愈滾愈大，最後演變成史無前例的大規模災難。截至本書付梓前，美國納稅人必須為「儲蓄信貸紓困」案負擔的成本接近一兆美元，比整個越戰的成本還高。

◆聽起來似乎不可思議，但近年揭發的全球性規模弊案，金額比儲蓄信貸醜聞更高。「與國際商業信貸銀行愈演愈烈的大型鬧劇相比，歷史上的金融醜聞都只是小兒科。市值兩百億的流氓金融帝國，被六十二個國家以迅雷不及掩耳的速度強制停業……從來沒有一次金融醜聞牽涉這麼大的金額、這麼多國家、這麼多有頭有臉的人物……只能說這是史上最大規模的企業犯罪活動……滲透最為深廣的洗錢活動與金融超市。」[20]

寫這篇文章時，出版業巨擘羅伯特・麥克威爾（Robret Maxwell）離奇死亡，許多問題慢慢浮上檯面。麥克威爾遭控吸金數億，一手打造的出版帝國因此垮台。這個例子適合用來說明，公眾人物細心維護的形象可能掩飾了歹毒心腸和不為人知的劣跡。

儘管大家都知道他心術不正，愛吹牛皮，擅長把這家公司的錢挪到另一家公司，但大多數認識他的人，連記者在內，都盡量保持沉默。麥克威爾掌握權勢，懂得威嚇批評者，令其噤聲。他秉著「不擇手段的貪婪」，加上政府機關對「不法獲利但沒被定罪的騙子」睜一隻眼閉一隻眼，獲取不少利益。

——引文擷取自〈揭開真相：騙徒以及沉默共謀〉（"Captain Bob Revealed"），《獨立新聞》（*Independent News Service*），彼得・金肯斯（Peter Jenkins）一九九一年一月二十七日

他們有成功的本錢

某律師為涉及內線交易的騙徒（X先生）打官司，特地來溫哥華找我幫忙為其客戶辯護，因X先生被另一名歹徒（Y先生）供出來。律師希望我用「心理病態人格檢核表」評估Y先

生是否為心理病態者，問我是否願意撥時間與Y先生的朋友、生意夥伴、同班同學與鄰居面談，表示「錢不是問題」，還說能夠安排我住進一間海灘別墅，離Y先生常去度假的別墅很近，我只需要和他混熟，完成檢核表的評估。於是我問他，為什麼想知道Y先生有無心理病態，律師回答這是本案的關鍵，因為大家都知道，心理病態者老是撒謊、不可信賴、為求自保，任何事都做得出來。假如Y先生被診斷出心理病態，他的證詞便不足採信，身為律師的他更有機會取得合理的認罪協商。儘管這是致富良機（畢竟他說「錢不是問題」），我仍然拒絕了他。

心理病態者對白領犯罪型態樂此不疲，而且大有斬獲，箇中原因不難理解。首先，總是有大好機會自己送上門來。有個偽造公司債券的受試者說：「要不是有這麼多甜頭對我招手，我也不會坐牢。」他所謂的甜頭是退休基金、黑市股票交易、慈善募款，以及分時度假計畫等等，市場上多的是機會，讓他和同類暢行無阻。

其次，心理病態者具有行騙的本錢：他們說話流利、討人喜歡、充滿自信，在社交場合如魚得水，處變不驚，從不擔心被戳破，而且完全殘酷無情。即使被揭穿，他們也能表現出什麼事都沒發生過的樣子，讓告發者不知所措，不曉得接下來該怎麼辦。

最後一點，白領犯罪油水很多，被抓的可能性很低，處罰又輕。想想從事內線交易的人、垃圾債券之王、以及拿儲蓄信貸當餌的騙子，他們在金融上的掠奪回報極大，就算被抓也值得。許多時候，這類因貪婪和詐欺而起的大型騙局自有其規則，與一般犯罪大不相同。大騙局的成員往往形成一個聯繫網絡，以維護共同利益，而且大多來自同一個社會階層，上過同一所學校，是同一個俱樂部的會員，甚至就是制定規則的那一批人。銀行搶匪可能被判二十年，反觀律師、商人或貪污了數百萬元的從政者，官司審理時間拖得很長、經常延期開庭，再加上使人霧裡看花的訴訟策略，到頭來只需繳罰鍰或被判緩刑。我們譴責銀行搶匪，施以重刑，卻拜託盜用公款的人幫忙投資，還邀他加入我們的網球俱樂部。

遺憾的是，許多人並不認為白領犯罪和直接傷害他人的罪行（如搶劫或性侵）同樣嚴重。回到本章一開始的例子，格蘭布林在法官判決之前做出如下陳述：

我已經被關了兩個月，體會到與愚昧可悲的怪胎、職業慣犯、走私的毒蟲、殺人犯同住一間牢房的滋味。因為必須跟這種素質的人相處，我的情緒和自尊盪到了谷底。我現在在這裡，某些人可能視我為他們的同路人，但我可以毫不猶豫地告訴你，我跟他們一點也不像，無論是外表、談吐、行事作風或感受，都不一樣。[21]

本案的法官表示，儘管他不同意格蘭布林的說法，「但實際上，傷害人的罪行與謀奪財產的罪行的確有分別……就好比下手性侵或威脅要性侵、殺害、砍斷手足的人，與用鋼筆造成同等傷害的人，也有分別。」[22]檢察官寫道：「關押有錢或有特權者的聯邦監獄……有美味食物、專供慢跑的步道、首輪電影、圖書館……有錢有權者住的聯邦監獄是全國的恥辱。」[23]

渴望上流生活的心理病態者也明白這個道理。

1 Danial Goleman. *The New York Times*, 1987/7/7.

2 紐約郡地區助理檢察官羅思納寄來的信，日期是 1987/7/15。目前羅思納任職於紐約一家律師事務所（King and Spalding）。

3 Ed Cony. *Wall Street Journal,* 1987/3/23 p.1.

4 紐約州最高法院起訴格蘭布林一案之起訴狀（No. 2800/85）暨同案之量刑備忘錄，以及該案被告格蘭布林寫給紐約最高法院法官赫曼・康恩（Herman Cahn）的信，日期為 1987/3/6。

5 Brian Rosner (1990). *Swindle*. Homewood, IL: Business One Irwin.

6 紐約州最高法院起訴格蘭布林一案之起訴狀（No. 2800/85）暨量刑備忘錄。

7 量刑備忘錄第 69 頁。

8 量刑備忘錄第 78 頁。

9 量刑備忘錄第 81 頁（摘錄自其岳父的話，一字不差）。

10 量刑備忘錄第 3 頁。

11 格蘭布林寫給最高法院法官康恩的信，日期為 1987/3/6。第 30 頁。

12 庭審紀錄第 54 頁。

13 庭審紀錄第 51 頁。

14 量刑備忘錄第 10 頁。

15 量刑備忘錄第 11 頁。

16 Brian Rosner (1990).

17 量刑備忘錄第 38 頁。

18 B. Bearak. *Los Angeles Times*. 1986/3/10. pp. 1, 12.

19 Max Lerner. "How grateful should Europe be?" *Actions and Passions* (1949). 收錄於 R. Thomas Tripp (1970). *The International Thesaurus of Quotations*. New York: Harper & Row. 第 199.7 號引用語。

20 Jonathan Beaty and S. C. Gwynne. "The Dirtiest Bank of All." *Time*, 1991/7/29. p. 28.

21 格蘭布林寫給紐約最高法院康恩法官的信，日期為 1987/3/6。他寫這封信企圖說服法官，他即使犯了罪，也不該服那麼長的刑期。

22 Justice Herman Cahn. 本案庭審紀錄第 55 頁。

23 Brian Rosner. 量刑備忘錄第 84-85 頁。

Chapter 8
從大衣口袋裡掏出來的話

同樣一個字出現在不同的作家筆下，意義卻不同——有人是撕心裂肺，有人是從大衣口袋裡掏出來的。

——〈誠實的人們〉（"The Honest People"），

《基本真理》（*Basic Verities*）詩集，

查爾斯・佩古（Charles Peguy）著

所有人在講述上當受騙的故事時，一定會問一個問題：「我怎麼會那麼笨？根本是胡扯一通，我怎麼會信以為真？」

即使被害人沒有反問自己，旁人一定會提出這個問題：「你怎麼會被他牽著鼻子走？」典型的回答是：「如果你在場就會明白，那時聽起來滿可信、合理的啊。」話中含意很明顯（而且的確有理）：要是我們當時在那兒，也可能一起淪陷。

有些人確實太容易相信別人，花言巧語的騙子最愛挑他們下手。但其他人呢？悲哀的是，我們都免不了上當受騙，只有少數特別聰明世故的人，對人性有深刻洞察，能一眼看破騙徒設下的高明騙局。即使是專門研究這群人的學者也無法倖免，我在前面幾章提過，我和一些學生，就算明知道此人很可能是心理病態者，有時還是會上當。

當然，不是只有心理病態者會病態性說謊和控制他人，但心理病態者與其他人不同的地方在於，他們撒謊的態度非常自然，謊言滲透生活各方面，而且行騙時辣手無情。

然而心理病態者的說話方式有一點讓人想不通：他們常說出邏輯奇怪、前後矛盾的話，卻很少被人發現。最近有些研究探討心理病態者使用的語言，也許能幫助我們解開此一謎團，瞭解心理病態者為何具備不可思議的能力，明明經常改變說詞又能說服他人。先來看看以下幾個案例，前三例是在「心理病態人格檢核表」上拿到高分的罪犯：

◆被問到是否有過暴力犯罪，某個因竊盜罪服刑的男人回答：「沒有，不過有一次我必須殺死某人。」

◆一名女子有一長串詐欺、詐騙、說謊、食言紀錄，她寫信給假釋裁決委員會，信末寫道：「我曾讓許多人失望……人必須以名譽為重，才能對得起自己的名字，我的承諾如黃金般貴重。」

◆因持械搶劫而坐牢的男人聽到證人的證詞時說：「他說謊，我那時不在現場。我當時真該轟掉他那顆腦袋。」

◆某八卦電視節目邀來一個典型的詐騙犯，此人之前曾忝不知恥地騙取老婦人的錢。[1]主持人問：「你如何在對錯之間劃下界線？」他說：「我也有道德原則，不管你信不信，我是有道德原則的。」主持人再問一遍：「你如何劃下界線？」他答：「問得好，我不是故意迴避，不過真是個好問題。」主持人又問他：「你真的把空白委託授權書放在公事包隨身攜帶？」他回答：「不，我沒有隨身攜帶，但公事包裡有授權書，沒錯。」

◆有人問泰德・邦迪，古柯鹼對他有何效用，他說：「古柯鹼？我從來不吸的……我沒吸過古柯鹼。我想可能試過一次吧，不過沒啥感覺。只是吸幾口而已，絕對沒有常吸，太貴了。嗯，我想如果流落街頭，吸得夠多，有可能會染上。不過我只吸大麻，我只是……我愛把大麻捲成大麻菸來吸，還有鎮靜劑，當然還有酒。」2

想想看，他們不僅說謊，而且同一句話裡就有好幾種矛盾說詞，教人不明所以，彷彿心理病態者沒辦法管控自己的言詞，脫口說出前後不一致的言語和念頭。

心理病態者有時候遣詞用字很奇怪。下面是心理病態連續殺人犯克里弗・奧森跟記者的對話：「之後我和她來一次『年度』性交。」「一年一次？」「不，『年度』，從後面來。」①「噢，可是她已經死了！」「沒有、沒有，她只是失去意義（失去意識）而已。」關於他豐富的經歷，奧森說：「我有那麼多疑聞趣事（奇聞趣事），可以寫上五、六本書——夠寫三集囉。」他下定決心不當「代罪山羊」（代罪羔羊），無論「具提事實」（具體）為何。3

當然，話語不會自己從口中蹦出來，而是複雜心智活動的產物。說來有趣，這可能意味心理病態者的心智過程如同他們的行為，不太受約束，也不依循社會常規。接下來幾節將討論此一現象，證明心理病態者的大腦構造與其他人不同，他們言語和情感之間的關係也與常人不同。下一

①譯註：奧森想說「肛交」（anal sex），卻說成了「年度性交」（annual sex）。

章，我將討論為何許多人沒能注意到心理病態者言詞反覆。

連續殺人犯艾默・韋恩・漢利（Elmer Wayme Henley）提出假釋申請，說自己是受害者，另一個較年長的同夥才是罪魁禍首，否則光憑他自己絕不會幹這種事。兩人起碼聯手殺了二十七個年輕男孩，但漢利說：「我比較被動，我才不想當心理病態或殺人犯咧。我只想正派做人。」

不妨思考一下主持人和漢利之間的對話。主持人說：「你說你是連續殺人犯的受害人，但看看紀錄，你也是個連續殺人犯。」漢利說：「我不是。」主持人不可置信地問：「你不是連續殺人犯？」漢利回道：「我不是連續殺人犯。」主持人這時說：「你說你不是連續殺人犯，但你一連殺了許多人。」漢利顯得惱怒，又帶點倨傲不屑地說：「嗯好吧，那是語意的問題。」

——《神秘四十八小時》（*48 Hours*），一九九一年五月八日播出

由哪一方主宰？

多數人的兩側大腦各司其職，功能不同。左腦擅長按順序吸收、分析訊息，亦主宰語言運用能力。右腦能夠同步處理大量資訊，也主導我們的空間辨識、圖像、情感經驗和聆賞音樂等能力。大自然也許「刻意安排」兩側的腦掌管不同功能，以增進效率，[4]譬如將運用、了解語言的複雜心智活動在同一側大腦進行，顯然比較有效率，不必同時動員兩側。倘若功能散佈在兩側，訊息必須在大腦的左半球與右半球之間來回傳遞，便會減緩訊息處理的速度，增加犯錯的可能性。

進一步說，大腦必須由某個部位主導全局，若兩側大腦爭奪主導權，會降低效率。例如某些類型的讀寫障礙或口吃，就是因為左、右腦同時有語言中心，兩邊不斷較勁，導致語言的理解和產出出現了種種問題。新的實驗證據顯示，雙邊語言處理過程也是心理病態的特徵之一。[5]我由此推測心理病態者說話前後矛盾的傾向，應該一部分是因為「指揮系統無效率」之故，左、右腦爭著當主角，結果就是語言的監控與整合不彰。

當然，其他有雙邊語言現象的人，如說話口吃、有讀寫障礙、左撇子，並不會像心理病態者一樣說謊，所以說話矛盾這種現象顯然還有別的原因。

空洞話語

大多數長期與心理病態者相處的人，都能憑直覺感到他們異於常人。「他總是對我說有多愛我，一開始，就算抓到他跟我妹妹偷情，我還是相信他。」有個心理病態受試者的太太說，她與丈夫已經疏遠。「我花了很長時間才明白他完全不愛我。他每次對我拳打腳踢之後，就會說：『我真的很抱歉，小白鴿。妳知道我是愛妳的。』根本是三流電影的對白！」

精神科醫師對此毫不訝異，他們早就知道心理病態者彷彿了解每一個字在字典上的意義，卻無法體會字的情感價值或分量。以下幾句話摘錄自探討心理病態的臨床文獻：

- 他知道歌詞，但不知道旋律。[6]
- 從情感層面來說，他無法理解互相分享、了解的概念，他只知道字詞在書本上的意義。[7]
- （他）很會運用文字，儘管並不真的了解，可謂徒具形式而無實質……他看似具備判斷力與社會常識，但只停留在文字表面。[8]

上述臨床觀察直探心理病態的核心：其語言非常平板，缺乏情感上的深度。

打個簡單的比方，心理病態者好比色盲，眼中世界只有深灰與淺灰，卻學會在彩色世界裡正常生活，他透過學習，知道交通號誌最上方的燈號代表「停」。當這個色盲告訴你，他看到紅燈然後停下來，其實意思是他看到最頂端的燈號亮了才停下。他很難與人討論事物的顏色，但可能學會很多種方法彌補這項不足，有時即使是非常親近的人也不會察覺，他的眼中其實沒有色彩。

一如色盲缺乏辨色力，心理病態者缺乏經驗這個要素（這裡指的是情感經驗），卻學會了其他人用來描述或模擬這類經驗的字彙，儘管他無法真正了解。如同克萊克里所說：「他能學會使用一般字彙……也能學會適當演出這類情緒……但情緒本身沒有出來。」9

女主持人要求一名心理病態殺人犯說明犯罪動機，他反而滔滔敘述起幾宗讓他坐牢的殘忍謀殺和分屍案，敘述挺生動卻毫無感情起伏，彷彿說的是一場棒球賽。剛開始主持人試圖展現專業風度，仔細聆聽，盡量不加入主觀批判，但她後來忍不住露出厭惡神色，他說到一半就打住：「是啊，我想是滿糟的，我真的覺得自己很爛。我那時一定是突然發瘋了。」

和大多數人一樣，心理病態者有時候說話或做事，是想要讓人佩服或驚訝，但因為他們幾乎沒有情感經驗，無法憑直覺了解他們的話給人造成多大的影響，因此聽者的反應就像「提示卡」，告訴他們這種情況下「應該」有什麼情緒。

最近有項實驗研究為上述臨床觀察提供了有力證據，這項研究的根據是，對正常人來說，中性詞彙所傳達的訊息通常比帶有情感的詞彙少，比如「紙」這個字有字典上的意義，而「死」除了字典上的意義，還加上情感意義以及使人不愉快的隱含意義。情感詞彙比其他字更有「力道」。

請想像自己坐在電腦前，螢幕上有一組組詞彙快速閃過，與此同時，電極貼在頭皮上記錄腦波活動，連接著腦電波儀，從而繪製出腦電圖，顯示大腦放電活動。螢幕上閃現的字詞，有幾組是字典上的常見詞，也有幾組根本不是字詞，只是毫無意義的音節，例如 **TREE**（樹）是個詞彙，但 **RETE** 不是。受測者看到真正的詞彙出現時，必須盡快按下按鈕，由電腦測量每一次決定所需的時間，並分析你受測時的腦波反應。

情感詞彙可能會激起較快的反應，中性詞彙則不然。打個比方，大多數人看到「死」這個字會很快按下按鍵，看到「紙」則按得比較慢，顯示字詞的情感內容似乎對決定過程有「加速作用」。此外，情感詞彙比中性詞彙引起更大的腦波反應，表示情感詞彙含有較大訊息量。

我們給監獄犯人做這項實驗室試驗時，非心理病態者顯示出正常型態的反應，也就是對情感詞彙的腦波反應較大，決定速度也較快，但心理病態者卻不是這樣：情感詞彙於他們而言猶如中性詞彙，反應並無不同。[10]這項重大發現有力地證明了，一般人能感受到詞彙的情感色彩，但心理病態者不能。我們最近所做的其他研究同樣支持這個論點，證實了心理病態者對語言欠缺某種「感受力」，儘管原因尚不明朗。[11]

此一欠缺意義重大，尤其考量到心理病態者為何能在人際互動中，不受同理心或良知的約束，恣意利用、欺騙他人。對我們來說，語言能夠引發強烈的情緒，比如「癌症」一詞不僅讓我們想到疾病的臨床描述和症狀，也喚起心中的恐懼、憂心，說不定甚至會在腦海浮現罹患癌症可能是什麼樣子。但對心理病態者來說，字詞只是字詞而已。

腦影像科技可望幫助我們深入探索心理病態者的情感經驗。在由精神科醫師喬安・茵崔特（Joanne Intrator）帶領的一項合作研究計畫中，我們測試一批心理病態者與正常人，在他們執行各項指令時拍攝腦部影像，這項實驗同時在紐約的西奈山醫學中心與布朗克斯退役軍人醫學中心進行。一九九三年五月，生物精神病學學會與美國精神協會於舊金山舉辦年會，我們在會上發表某項先導計畫的初步結果，顯示心理病態者在理解情感詞彙時，運用的大腦部位與常人不同。

若能證明他們以同樣方式處理其他形式的情感訊息，便有兩種可能：一、心理病態者使用不同的策略處理情感訊息；二、心理病態者的大腦運作過程異於常人。無論是哪一種情況，都能讓我們更了解心理病態者。

黛安・唐絲在說明她為何槍殺三名子女的那本書中，說她與二十個男人的關係沒有感情，只有性而已。[12]她寄信給同為郵差的羅伯特・勃塔盧西尼（暱稱伯特），再三「『保證永遠愛他、無盡的忠誠，發誓再也不讓別人碰我。』而這是我跟男人玩的遊戲，伯特最吃這套」。殺死三名子女後，她的新歡是傑森・瑞汀，她寫道：「可是伯特已經是過去式，傑森是現在式。沒錯，我最近依然寫信給伯特，告訴他我有多愛他，他是最適合我的男人……後來他開始退回我的信，我就改成寫在筆記本上，每天晚上寫一篇，大多一、兩段，頂多一頁。內容都差不多，只是用字不同：『我愛你，伯特，你為什麼不在我身邊，我需要你，你是唯一。』……我調了杯飲料，寫幾句表白愛意的空話給伯特，享受熱呼呼的泡泡浴……我想著伯特……幾分鐘後傳來傑森敲門的聲音，我跑下台階去見他，也把伯特拋到了九霄雲外。」對黛安來說，那些「表白愛意的空話」令她十分自傲，彷彿是為了某種目的刻意說出這些話。然而一如其他心理病態者，她充滿愛意的話無論如何都只有空洞可言，因為她缺乏為話語賦予意義的能力。

我在前文提及「內在語言」在良知的發展和運作過程中具備何種功能。正是這種充滿感情的想法、意象與內在對話使良知「受到責備」，從而有效約束行為，在犯錯之後產生罪惡感和悔意。

但心理病態者無法了解這一點；於他們而言，所謂的良知只是要憑藉理智了解他人制定的規則，所以也只是空洞的話語，能夠令規則產生力量的情感不見了。問題是：為什麼？

加拿大最惡名昭彰、遭人唾棄的罪犯是克里弗・奧森（Clifford Olson），他因連續凌虐、殺害十一名男孩和女孩，於一九八二年一月遭判終身監禁。他從童年起就出現反社會行為，常幹壞事，但成年後變本加厲，犯下更可鄙的罪行。雖然有些心理病態者無暴力傾向，像他如此凶殘的更少，然而奧森呈現出許多典型的心理病態特徵。

在他接受審判期間，報上刊出一篇文章，以下摘自該文：「他愛吹牛、霸凌別人，經常撒謊、偷東西。他行為粗暴，很容易脾氣失控，但當他想給對方留個好印象，他也知道如何討人喜歡，非常會說話……奧森經常講個沒完……他口才伶俐，什麼都能扯個不停……他老愛說瞎話……這人是個徹頭徹尾的騙子……不斷測試你的底線在哪裡，想看看你什麼時候才會制止他……他玩弄、利用其他人……奧森喜歡到處亂講話……一段時間後我們知道他的話一句都不能信，因為他說了許多謊話。」（法羅，一九八二年）跟奧森說過話的記者說：「他講話速度快，思考又跳躍……從一件事跳到另一件事，聽起來有點油滑，就像一個企圖證明自己強悍又厲害的騙徒。」（奧斯頓，一九八二年）

這些第一手報導是重要線索，說明他為什麼能讓輕信他人的小孩和少年與他單獨相處。報導也有助於解釋司法部為何決定付他十萬加幣，換取他供出其中七具屍體的藏匿地點。想也知道，大眾得知政府付了這筆錢十分憤怒，報上出現許多這一類標題：**殺人犯拿錢找出屍體、給錢交換埋屍地點，教人作嘔。**

奧森被關押之後還寄信給被害人家屬，談論他犯下的殺童案，持續給這些家庭帶來傷痛。對於所造成的傷害，他從未表現出內疚懊悔，還經常抱怨媒體、獄政系統和社會對他態度不好。審理期間，只要附近有攝影機，他一定整理儀容，擺好姿勢，顯然把自己當成名人，而不是作惡多端的人。一九八三年一月十五日，《溫哥華太陽報》報導：「殺害多人的克里弗・奧森投書本報編輯部，說他不喜歡我們採用的那張照片，很快就會寄幾張最近拍的好看照片給我們。」

本書寫作期間，奧森寫信給加拿大幾所大學的犯罪學系，表示願意協助他們設立專門研究他的課程。

情感貧窮線以下

假如心理病態者的語言能力是同時由兩側大腦所控制，那麼其他通常由一側腦半球控制的腦部運作功能，也可能同時受到兩側的控制。事實上，雖然大多數人的右腦掌管情緒及情感，新近實驗證據顯示，在心理病態者的左、右腦，處理情緒的能力都是不足的，[13]原因仍是不解之謎，不過有意思的是，這表示心理病態者的大腦運作在情感處理上是分裂而失焦的，導致他們的情感經驗淺薄而無色彩。

有人說泰德・邦迪是個情緒機器人，內心空無一物，他聽到這話憤懣難當，說：「拜託！這話錯得太離譜了。要是有人認為我沒有情感生活，那就錯了。大錯特錯！我的情感生活既真實又完整。」[14]然而從他說過的話，以及為謀殺提出的淺薄理由看來，機器人這個比喻很恰當。邦迪和其他心理病態者一樣，對自己的情感貧乏程度缺少清晰認知。

許多人覺得追求「自我認識」的大眾心理學很有趣，想要「好好面對自己的感受」，不過對心理病態者來說，這種練習就像尋找傳說中的聖杯，注定要失敗。他們對自我的定義是來自持有物與其他代表成功與權力的有形象徵，而非愛、洞察力與同情心；這些抽象概念，他們沒辦法理解。

觀察他們的手

跟別人說話時，觀察一下對方的手，是偶爾才動一下，還是不停地揮？那些手勢能幫助你了解話裡的意思嗎？有些可以，因為這類手勢配合話語給予視覺上的輔助，例如說「那條魚真的很大」時，兩手分得很開；或者形容某人身材時，用手比劃胖瘦高矮。15

然而大部分手勢並沒有傳達訊息或意義給對方，這類「空洞」手勢稱作「拍子」，擺動幅度小而快，落在說話時或兩句之間的空檔，卻不屬於「故事情節」的一部分。一如其他手勢或肢體動作，拍子通常算是說話者刻意「表演」的一部分（下一章會詳細說明），或該國文化習慣性的表達方式。

不過，打拍子也可能是因為其他原因，例如許多人講電話時也常做手勢，電話另一頭的人又看不到，為什麼還要做？

答案可能跟以下這點有關：有證據顯示，掌管語言的大腦區域同時也控制說話時的手勢。不知道為什麼，也許是因為打拍子能夠全面增進這些區域的活動，小拍子似乎能讓說話更順暢，幫助我們把思緒和感覺轉換成字眼。如果覺得這樣說很奇怪，下次跟別人說話時，不妨觀察一下詞窮的人是否狂亂揮舞雙手；或者在說話時，避免做手勢，是否發現自己更容易遲疑、停頓，或變得結巴？如果你會講兩種語言，說外語時打的拍子很可能比說母語時多得多。在某些情況下，頻繁打小拍子顯示這人一時找不到字眼形容思緒或感受。

小拍子也告訴我們「思想單位」的大小，這是言語的基礎。思想單位可能很小、很簡單，是一個孤立的概念或字、詞或句子，也可能大而複雜，是一組概念、句子或完整的故事情節。組成較大思想單位的概念、字、詞和句子可能受到整合，以合乎邏輯、有意義、前後一致的方式結合，形成一套腳本。小拍子似乎是用來「斷開」這些思想單位，拍子愈多，單位愈小。

最近有證據顯示，心理病態者比正常人更頻繁使用拍子，尤其是在討論與情感有關的事，比如形容自己對某個家人或其他「所愛的人」的感覺。[16]我們或許可以從這項證據推論出兩件事：

◆心理病態者不太知道如何以字眼表達情感，好比觀光客用初學者程度的法文在巴黎問路，因為情感的概念於他們而言既模糊又難懂。從這層意義上來說，情感像是第二語言。

◆心理病態者的思緒和概念往往組織成相當小的思想單位，方便挪動，這一點對說謊尤其有利。如同心理學家保羅・艾克曼所言，善於說謊的人能夠將想法、觀念及語言，分解成基本組成分子，再以各種方式重新結合，幾乎就像在玩拼字遊戲。[17]但這麼做會損傷腳本的完整性，可能導致架構崩散，比起人在處理較大的思想單位時，變得更破碎、不連貫。因此，說謊高手常用一條細細的「事實主線」加以貫串，好記住自己說的話，維持故事的一致性，對方才不會起疑。「最狡猾的說謊者會故意在真相邊緣滑來滑去。」18

支離破碎的事實主線

雖說心理病態者常常說謊，但他們也不如我們想像的那麼厲害。稍早時提過，他們說話破綻百出，時常自相矛盾。心理病態者宛如在心裡玩拼字遊戲，但有時候玩得很糟，沒能將碎片拼成完整的圖樣，他們的事實主線支離破碎，勉強拼湊出一個樣子。

前面提到有個獄友說他從不使用暴力，但有次必須殺死某人。我們覺得這句話前後矛盾，是因為我們把這句話當成一個思想單位，但這個獄友其實是處理兩個獨立的思想單位：「我沒有使用暴力犯罪」和「我殺過一個人」。大多數人能夠把想法結合在一起，以合理方式表達某一主題，但心理病態者似乎辦不到。這有助於解釋何以他們說話經常前言不對後語，互相牴觸；同時也說明了他們為何愛自創新詞（將兩個以上的字依音節拆開，再重新組合，他們覺得很合邏輯，但其他人覺得不妥）。這種情況很像電影場景不連戲，先是多雲，下一個場景（在戲裡只隔幾分鐘）卻是豔陽高照，顯然兩個場面並非同一天拍攝，但導演放在一起時忘了考慮這一點。淪落於心理病態者之手的被害人就像觀眾，看戲看得入迷，沒注意到其間的差異。

心理病態者說話還有另外一個特點：他們的思想單位不但小，也非常平板，缺乏情感意義。大多數人斟酌用字時，會一併考慮字典上的意義以及隱含的情感意義。但心理病態者省下了這層麻煩；他們選字不受情感包袱的影響，說出來的句子有時讓人覺得古怪。

舉個例子，心理病態者可能會揍女人一頓之後，對她說「我愛妳」，或告訴旁人「我打她是為了讓她乖一點，但她知道我愛她」，還不覺得有什麼不對。但大多數人會認為表達愛意又打人，在邏輯與情感上都說不通。

有個在「心理病態人格檢核表」拿到高分的男人，因詐欺和竊盜罪入獄服刑三年，他騙守寡的母親拿房子去抵押兩萬五千美元，接著偷走這筆錢，讓母親用當店員的微薄收入去還債，他說的話極其荒誕可笑：「我母親是很棒的人，但我有點擔心她工作太賣力了。我真的很愛這個女人，一定要讓她的日子輕鬆一點。」被問及偷錢這件事，他說：「有一部分還藏得好好的，等我出去可以好好樂一樂！」他口中說擔心母親，實際上卻做出傷害母親的事，又打算花錢尋歡作樂，顯然自相矛盾。當別人提出這一點，他說：「唔，是啦，我是愛媽媽，但她這麼老了，要是我不好好照顧自己，誰會？」

我剛才講到哪兒了？

由此可見，心理病態者的說話方式有難以形容的怪異，亦有偏離主題、不著邊際的傾向，[19]他們說話常改變話題，一下子又扯到不太相干的事，而且無法直截了當串起詞語和句子。儘管故事不太搭得起來，但沒那麼細心的人也不覺有異。有一次，女性面談人員要求一名男性心理病態者描述一件強烈的情感事件，他是這麼回答的：

唔，這很難回答。非常多，讓我想想。呃，我記得有一次闖紅燈，但附近都沒車，對吧？有什麼大不了的？條子根本是莫名其妙來找我麻煩，真的把我惹毛了。我也沒有真的闖紅燈，有可能只是黃燈……所以他這樣，呃，用意在哪？條子的問題是，唔，大部分都擺出一副很有權力、很爽的樣子，很雄赳赳那樣，對吧？不過我討厭那樣，我算是比較溫柔的人。妳覺得咧？我是說，如果我不是在坐牢……比如說我們在派對裡認識，呃，然後我邀妳出去，那麼我敢打賭妳會答應，對吧？

他一邊說，手一邊大力比劃，臉上表情很誇張，無比生動的肢體讓面談人員看得眼花撩亂。不過從錄影片段，每個人（包括尷尬的面談人員）都看得出這人不只講話有如脫韁野馬，還趁機另起話頭，跟她調情。

心理病態者最為人所知的毛病是不回答問題，或者即便回答了也於沒答。比方說，有個心理病態受試者被問到是否情緒起伏很大，回答道：「呃，起伏喔？嗯，你知道……有些人會說他們總是很緊張，但他們有時看起來滿平靜的啊，我想他們也有情緒起伏吧。我記得有一次，唔，我那時心情很差，有個好朋友來找我，我們就一起看電視遊戲節目……然後我們賭了一把，他贏了……我真的超不爽的。」

有時候心理病態者說的話，某些地方讓人聽得一頭霧水。「我在酒吧裡遇到這兩個傢伙，一個是商人、另一個是拉皮條的，他們一直問我問題，煩死了，我就揍他，把他趕出去。」一名心理病態者說，可是挨揍的是商人還是皮條客？

當然，正常人說話也免不了出現口誤，許多時候只代表疏忽或暫時分心而已。但心理病態者口誤次數較頻繁，也更嚴重，可能表示有潛在問題，亦即心智活動的組織能力（而不是思考的內容）有缺陷。他們不正常的地方在於串接字詞與句子的方式，而非說話的內容。對比之下，典型思覺失調者說話的形式與內容都很古怪，例如我們問一個後來確診為思覺失調的病人：「你會情緒起伏嗎？」他這麼回答：

我一向認為，呃，生命如此短暫而且我們來到人世間的時間很短所以……反正活到某個時候就會死，所以你呢，嗯，我們會過渡到好幾個全新的層面，到時我們在這世上面對的問題全都解決啦，然後我們會有新的一組問題、新的一組喜悅……但不管是什麼，呃，我都不敢說自己懂。

他的答覆無論是形式或內容都很怪，難以理解。但拿同一個問題問心理病態者，得到的回答雖然不著邊際、有些奇怪，卻比較像是油滑或閃爍其詞，我們多少能推測出意思。

眾所周知，心理病態者只要發現假裝有精神疾病對他有利，便經常這麼做，而且騙過了很多人。稍早提過的一名心理病態者就在做一項通俗的心理測驗時編造假答案，混進精神病院之後又出院。

幾年前，好萊塢有部探討心理病態連續殺人犯的劇情片，來找我提供意見。拍片團隊十分在意精確性，盡可能廣泛蒐羅資料，但有天編劇氣急敗壞打電話給我。「我要怎樣才能讓角色變得有趣？」他問，「我盡可能用他的頭腦去想，試圖釐清他的動機、渴望和掛慮，好讓觀眾了解，但我交了大白卷。這兩個人（劇本裡有兩名心理病態者）真的太像了，他們在表象底下似乎什麼也沒有。」

在某種意義上，這位編劇可謂一語中的：許多電影或小說裡呈現的心理病態者的確都是平面人物，既無情感深度，亦缺乏撲朔迷離的複雜動機、衝突，以及心理上的糾葛痛楚，有了這些，再普通的人都能顯得有趣而獨特。心理病態者總是被描寫成毫無個性的樣板人物，儘管編劇花了相當多力氣描寫他們的所做所為，力求生動精采，再加上血淋淋的畫面，像是《沉默的羔羊》裡漢尼拔・萊克特老愛賣弄學問震懾旁人，有吃人的機會絕不放棄，可惜我們對這些人的行為動機仍所知甚少。

這些故事的描繪反映出某種程度的現實。針對心理病態者內心世界進行的研究，幾乎都顯示出一片荒蕪。他們擁護陳腐勢利、膚淺幼稚的人生哲學，亦缺乏足以豐富生命的細節。

泰芮・葛妮（Terry Ganey）以連續殺人犯查爾斯・赫渠（Charles Hatcher）為主角寫了一本

書，當中揭露了心理病態者如何操控經驗老到的精神科醫生和心理師。赫渠起碼殺了十六個人，只為了追求快感。[20]因殺害六歲男童被起訴之後，他經常往返於法庭與法醫精神病院。法院指派的精神科醫師認為赫渠無法承受審判的壓力，但精神病院的醫師認為他可以，如此反覆數次，做過無數次精神評估，總得到相互牴觸的結果，後來赫渠厭倦了這遊戲，開始想辦法智取律師團和庭上法官。

然而本章稍早提出的證據顯示，精神科醫生之所以很難評估心理病態者是否神智正常，不僅僅是因為他們能夠左右他人，也因為他們經常說詞矛盾、東拉西扯、前言不搭後語，這些都很容易影響醫師做出正確的臨床判斷。比如說，連續殺人犯約翰・蓋西原本在芝加哥行商，還會扮演「小丑波格」逗病童開心，在審理其罪案的過程中，便出現了截然不同的精神評估證明，[21]檢方堅持他是心理病態者、神智正常，但律師團說他患有精神疾病，神智失常，而一名心理學家說他有病態人格或反社會人格，加上性變態。蓋西在數次面談中，說詞反覆，提出各種遁辭、藉口，試圖合理化自己的行為。某位精神科醫師特別註記他很愛講話，這名醫師在交互詰問時被問到「蓋西說話滔滔不絕，是否代表思覺失調症的典型症狀：聯想鬆弛？『當蓋西一開始說他殺了某人，之後又說他沒有做，這樣算聯想鬆弛嗎？』」他回答：「我想那是說謊。我認為他今天說一句話，隔天就忘了說過什麼，是因為他在說謊。」陪審團駁回蓋西神智失常的抗辯，建議判處死刑。

蓋西看似聯想鬆弛、經常言語矛盾或撒謊，很可能只是漫不經心，懶得費心組織事實，甚至可能是混淆視聽的策略；但考量本章提出的證據，鬆散言談也可能是因為心智活動的連貫性與言語自我監控能力有所缺陷，甚至異常，就像是在心裡玩拼字遊戲，卻沒有完整的腳本。

這裡出現了一個重要問題：假如心理病態者有時說話怪怪的，為什麼聽起來如此可信，總能把我們騙得團團轉，願意照他說的去做？為什麼我們沒察覺到他們說話反覆？簡單來說，他們戴著正常人的面具，很難看穿真面目。他們話裡不合理的地方多半太細微，沒仔細聽不容易發覺，何況他們擅長表演。我們不是被他們說的話騙了，而是他們的說話方式，以及說話過程中被他們挑動的情感。

最近我去加州某大學演講，聽眾當中有位語言學家提出，心理病態者就像說故事高手。兩種人都會用誇張的身體語言和情節轉折激發聽眾的興趣，「把聽眾帶入故事當中」，對許多聽眾而言，表演的重要性不亞於故事本身。語言學家表示，從這方面來說，心理病態者是很能帶動氣氛的說故事高手。話雖如此，講故事的人設計腳本比較首尾連貫、邏輯一致，與心理病態者所用的腳本不同；此外，講故事的人以娛樂與教育為目標，但心理病態者只為了

獲取權力和自我滿足。

所以他們瘋了嗎？

說話矛盾！情感貧乏！我敢說你一定很困擾，不斷問自己：這些人到底神智正常嗎？我們是不是又要開始爭論，心理病態者到底是瘋子還是壞蛋？

先前我在佛羅里達州的精神病學會議上，發表關於心理病態與語言的演說，演講完後，一位法庭精神科醫生走過來對我說：「你的研究表示心理病態者可能有精神障礙，也許不像我們過去想的那樣，必須為自己的行為負全部責任。一直以來，對許多謀殺犯來說，被診斷出心理病態代表『死亡之吻』，那麼以後會變成『求生之吻』嗎？」

這問題很有趣。稍早時我說過，心理病態者符合現行法律與精神醫學上的神智正常標準，他們了解社會規範與一般意義上的對錯，有能力控制自己的行為，清楚知道可能引發的後果。他們的問題是，明知不該卻仍做出反社會行為。

但有些人認為，心理病態者的心理與情感機制不完全，因此儘管了解規則，卻無法轉化成社會認可的行為。這一派論點是：若他們無法培養出良知、沒辦法感受到內疚或悔意、難以掌控自己的行為與對其他人造成的影響，那麼他們的先天條件與一般人相比，確實相當不利。他們理智上了解遊戲規則，但在情感上猶如盲人摸象。這種現代版的「悖德症」在理論上或許說得通，但在實務上，不能據以決定當事人是否具備刑事責任能力。依我之見，心理病態者的確知道自己在做什麼，足以為此承擔責任。

---

1 《內幕》，該集於 1990/11/22 播出。

2 Stephan G. Michaud and Hugh Aynesworth (1989). *Ted Bundy: Conversations with a Killer*. New York: New American Library. p. 107.

3 摘自 Peter Worthington 刊於 *Saturday Night* 的 I 篇文章（1993 年 7/8 月號）。

4 N. Geschwind and A. Galaburda (1987). *Cerebral Lateralization: Biological Mechanisms, Associations, and Pathology*. Cambridge, MA: MIT Press.

5 R. D. Hare and L. N. McPherson (1984). Psychopathy and perceptual asymmetry during verbal dichotic listening. Journal of *Abnormal Psychology* 93, 141-49.; R. D. Hare and J. Jutai (1988). Psychopathy and cerebral asymmetry in semantic processing. *Personality and Individual Differences* 9, 329-37.; A. Raine, M. O' Brien, N. Smiley, A. Scerbo, and C. Chan (1990). Reduced Lateralization in verbal dichotic listening in adolescent psychopaths. *Journal of Abnormal Psychology* 99, 272-77.

6 J. H. Johns & H. C. Quay (1962). The effect of social reward on verbal conditioning in psychopaths and neurotic military offenders. *Journal of Consulting Psychology* 26, 217-20.

7 V. Grant (1977). *The Menacing Stranger*. New York: Dabor Science Publications. P. 50.

8 W. Johnson (1946). *People in Quandaries: The Semantics of Personal Adjustment*. New York: Harper & Brothers.

9 Hervey Cleckley (1976; 5th ed.). *The Mask of Sanity*. St. Louis, MO: Mosby, p. 230.

10 S. Williamson, T. J. Harpur, and R. D. Hare (1991). Abnormal processing of affective words by psychopaths. *Psychophysiology* 28, 260-73. 這便是導言中提到的腦波實驗。

11 ----(August 1990). Sensitivity to emotional polarity in psychopaths. 本篇論文曾在波士頓召開的美國心理協會會議上發表。

12 Diane Downs (1989). *Best Kept Secrets*. Springfield, OR: Danmark Publishing.

13 R. Ray and S. Wong (1993). Psychopaths process emotion in the left hemisphere. 曾投稿的文件。

14 Michaud and Aynesworth (1989). p. 158.

15 關於說話時運用手勢的討論，可參考下列專文：P. Feyereisen (1983). Manual acitivty during speaking in aphasic subjects. *International*

Journal of Psychology 18, 545-56; D. McNeill (1985). So you think gestures are nonverbal. *Psychology Review* 91, 332-50; B. Rime and L. Schiaratura (1988). Gesture and speech. 收錄於 R. Feldman and B. Rime (eds.). *Fundamentals of Nonverbal Behavior*. New York: Cambridge University Press.

16 B. Gillstrom and R. D. Hare (1988). Language-related hand gestures in psychopaths. *Journal of Personality Disorders,* 2, 21-27; 亦可參考 B. Rime, H. Bouvy, B. Leborgne, and F. Rouillon (1978). Psychopathy and nonverbal behavior in an interpersonal situation, *Journal of Abnormal Psychology* 87, 636-43.

17 Paul Ekman (1985). *Telling Lies*. New York: Norton.

18 Julius Charles Hare and Augustus William Hare (1827). Guesses at Truth. 收錄於 R. Thomas Tripp (1970). *The International Thesaurus of Quotations*. New York: Harper & Row. 第 329.21 號引用語。

19 Sherrie Williamson (1991). Cohesion and Coherence in the Speech of Psychopaths. 加拿大溫哥華英屬哥倫比亞大學未出版之博士論文。

20 引自 Terry Ganey (1989). *St. Joseph's Children: A True Story of Terror and Justice*. New York: Carol Publishing Group.

21 引自 Tim Cahill (1987). *Buried Dreams*. New York: Bantam Books.

Chapter 9

黏在蜘蛛網上的蒼蠅

如果有足夠的讚美當調味料，人不管什麼東西都能嚥下去。

——《吝嗇鬼》（*The Miser*）第一幕，

莫里哀（Molière）

女子走下車，令州警往後略退一步。剛才州警指示她把車停在路邊，因為她在這條鄉間小路開車時速超過八十。按照規定，違反交通規則的人不該下車，因為警察站著能夠擁有身體上的優勢，也平添一股權威。然而她自信颯爽地從車內走出，漾著迷人微笑，她算不上多美麗，但她迎向他的目光卻滿是魅力。他要求看她的駕照，不理會她的搭話，但這只是暫時而已。最終他還是不敵她的輕鬆談笑，只開了張警告單。他告訴她，上個月才有個男孩在這條路上送命。他看著她爬回駕駛座，把車開走，硬生生忍住沒朝她的後照鏡揮手。

大多數人都遵守人類互動的規範，但總有人利用自己不論自然或刻意培養的容貌風采，要別人聽他的。無論哪一種情形，被害人的需求和弱點決定了互動的結果，這類結果大致上無害，僅僅是人們的日常互動而已。然而，一旦有心理病態者牽涉進來，就可能造成毀滅性的影響。心理病態者習慣把人與人的互動，視為一次覓食的機會、競賽，或比一比誰的意志更強悍——贏家只有一個。他們的動機就是利用、操控他人，無情地拿走一切，而且毫無悔意。

好戲上場

前面已經討論過，雖然心理病態者很愛講，卻不見得是很棒的語言藝術家。能夠吸引注意、騙過其他人主要是靠「表演」，而非絕妙口才。俊秀外表、超凡魅力、說起話來滔滔不絕、故意岔開你的注意力、懂得利用你的弱點，都有助於掩飾他那些話術只是「台詞」的事實。一個相貌好看、說話流利的心理病態者，遇到一個「有弱點」的被害人，絕對是災難性的組合。要是心理病態者覺得光有表演還不夠，便會巧妙利用「舞台道具」，例如假證照、拉風汽車、昂貴衣服、令人由衷同情的角色設定等等，一定能圓滿達成任務。

當然，並非只有心理病態者擅長表演，我們都認識這種人：彷彿隨時都在演戲，愛顯擺，說話方式或手勢均甚誇張，小動作又多；毫無疑問，他們與他人的互動經常淺薄虛偽，只為了留下好印象、挽救自身下滑的形象、達到專業或政治目標，但與心理病態者不同的是，他們並非只為了榨乾他人的錢。

社會的根本是互信，況且我們通常比較留心在別人說什麼，較少注意伴隨著說話的非語言舉止，如手勢、臉部動作、微笑、目光接觸。然而，假如說話者討人喜歡，肢體表現很棒，那我們便會只顧著看表演，不太注意說了些什麼，效果因而逆轉。[1]

再次強調，心理病態者說話時多半懂得運用身體語言，聽眾的眼睛很難不跟著他轉。心理病態者還習慣侵入我們的私人空間，比如目不轉睛的凝視、身體往前探、愈靠愈近，諸如此類。大致說來，他們利用誇張做作或令人不安的表現，使你分心、驚嘆，或者受他擺佈或威嚇，讓我們沒辦法專心聽說話內容。「我沒仔細聽他說的每一句話，但他說得好動聽，他的微笑好迷人。」一個女人說，她被我們的某個心理病態受試者削了一筆錢。

我以前有個同事，雖然他確信妻子是心理病態者，仍然受制於她的熱情與欺騙。他說：「她把我的生活搞得無比悽慘，但沒有了她，我覺得自己一無所有。她做的事都很刺激，甚至無法無天。她有時幾個禮拜不見人影，回來後也不太肯講到底去了哪裡。我們花錢如流水，用光我全部的存款，房子也拿去抵押。但她讓我覺得很有活力。每當她在身邊，我的頭腦就一片混沌，無法清楚思考，因為滿腦子都是她。」最後她搬去跟另外一個男人同居，這段婚姻悲慘收場。他對我說：「她連一張紙條都沒留下。」

有時候騙子用的「道具」在多數人眼中很古怪，甚至可笑愚蠢，但就是有許多人搶著上當。艾德・羅佩茲（Ed Lopes）現年五十六歲，過去六年來假扮成浸信會牧師，宣稱自己在被判死刑之後認識了上帝。羅佩茲自稱曾擔任黑手黨殺手十五年，有二十八個人死在他手上。他告訴自己的教眾和華盛頓州的教會團體，他在獄中受到福音佈道家葛培里牧師的指引，

三百五十名監獄職員為他陳情，說服了假釋裁決委員會放他出獄。最近他事跡敗露，承認自己其實是從伊利諾州越獄，曾勒死第二任妻子、打死另一名女子、以凶器刺殺並勒死某個女友。教區會眾有何反應？有些人很生氣，也有人為他籌措保釋金（居然只裁定五千美元），給他支持。但法院很快發現保釋金太低，重新把他送回牢裡，等訴訟程序結束便遣回伊利諾州。

——美聯社，一九九二年一月八日及十日

情感弱點

只要你有任何心理上的弱點，心理病態者一定有辦法找出來，趁虛而入、狠狠剝削一頓，讓你大為受傷，卻搞不清發生了什麼事。下面這些例子說明，心理病態者探知他人弱點的能力強到不可思議，知道如何挑動你的情緒。

◆我們有個心理病態受試者是詐騙高手，在面談時坦率地說：「當我準備下手，第一件事就是打量你。我會找個角度或機會，釐清你需要的是什麼，把這個東西給你。接下來你得連本帶利歸還，我會咬著你不放。」

◆前文提過有心理病態的教師威廉・布萊德菲爾，「從不跟蹤好看的女人……嗅得到孤單和不安全感，就像一隻豬聞得到松露」。[2]

◆電影《海角驚魂》（*Cape Fear*）有一幕禮堂場面很驚悚，飾演心理病態者的勞勃・狄尼洛迷惑一名十五歲少女，挑逗她剛萌發的性慾，引誘了她。

心理病態者最愛對孤單的人下手，無情地加以利用。我們有個心理病態受試者常去單身酒吧，尋找悶悶不樂的女人。後來他住進其中一個女人的家裡，不斷鼓吹她需要一部車，以四千美元把他的車賣給她，但是汽車正式過戶前他就帶著錢跑了，當然是開車離開。因為實在太丟臉，她沒提告。

有些心理病態者，尤其是獄中的罪犯，會先利用報上的「寂寞芳心」交友專欄跟被害人聯繫。通過幾次信後，對方便來探監，之後就是不可避免的幻滅與痛苦。幾年前我有個喜愛暹羅貓的學生在寂寞芳心專欄刊登廣告，幾個牢裡的人寫信給她，包括一名她為了研究而面談過的心理病態者。心理病態者的信辭藻華麗，描述溫暖的夕陽、雨中漫步、親密關係，讚美暹羅貓如何美麗與神祕……這些文字與他的暴力犯罪紀錄（受害人有男有女），形成強烈反差。

心理病態者善於利用人們的需求，見縫就鑽，對迷惘無助、身心脆弱的人下手，藉以滿足自身的目的。有個受試者仔細讀報上的訃聞，尋找剛喪偶、又無其他家人的老年人，然後假扮成「悲傷諮商師」，說服一名七十歲的寡婦簽下委託授權書，把財務交由他處理，多虧她的牧師起了疑心，調查這名騙子，才發現他是目前假釋在外的犯人。這名受試者說：「她很孤單，我試著帶給她一些快樂。」

大多數人都有沒自信的時候，或有某種執念，心理病態者懂得利用這一點撈好處。湯瑪斯．哈里斯在《沉默的羔羊》一書有鞭辟入裡的描述：「十足的社會病態者」漢尼拔．萊克特博士，一下子便看出聯邦調查局探員史黛琳「害怕平庸」的弱點，利用這一點為自己帶來好處。

史黛琳缺乏跟心理病態者打交道的經驗，但即使是老手，也會有可下手的弱點。幾乎所有曾在精神病院或監獄工作過的精神科醫生、社工人員、護士或心理師都有認識的同事，生活被心理病態患者或犯人搞得一塌糊塗。曾經有個心理師，專業名聲相當不錯，極少與人來往，居然跟她負責的一個心理病態病人跑了。兩星期後，這人領光了她戶頭的錢，刷爆她的卡，便把她甩掉，她的專業生涯毀了，親密關係的美夢也破碎了。她告訴面談者她的人生很空虛，抗拒不了他的甜言蜜語與滿口承諾。

心理病態者具有不可思議的能力，能夠認出天性溫柔的女子並且加以利用，這些女子深具母性，從幫助他人當中獲得強烈滿足。很多這類女性從事照顧人的行業，像是護理、社會工作、諮商等等，習慣先看別人的優點，對缺點視而不見或加以淡化。「他是有些問題，但我可以幫他。」或「他小時候很可憐，只需要有人抱抱他。」這類女子深信自己幫得上忙，結果卻遭到予取予求，榨乾她們的情感與金錢，只落得筋疲力盡。

我很愛講一則軼事：某個心理病態罪犯堪稱「母性追蹤飛彈」，來探監的女性訪客絡繹不絕，當地人都知道。他有很長的暴力犯罪紀錄，被害人有男有女，長得不好看，談吐也稱不上有趣。但他看來稚氣未脫，特別吸引某些女性，包括監獄職員。有個女人說她「總忍不住想抱抱他」，另一個則說「他需要人家照顧」。

致命的吸引力

許多人深受罪犯吸引，對此我一直想不通。我想是因為我們藉由他人踰越法律的行為滿足一己的幻想，在太過拘謹、不敢使壞的人們眼中，這些天不怕地不怕的傢伙變成了平民英雄，甚至是榜樣。當然，大多數人審慎選擇心目中的平民英雄，較少選擇狎褻小孩的人、小賊或神智失常的罪犯，《我倆沒有明天》（*Bonnie and Clyde*）或《末路狂花》（*Thelma & Louise*）電影中刻畫的逃亡者比較能滿足這類幻想。

關於致命吸引力，或許最古怪的例子就是在惡貫滿盈的殺人犯開庭審判時，法庭經常湧進一堆愛旁聽審判的人、筆友、迷哥迷姊、死忠的支持者、愛到難以自拔的粉絲。對那些人而言，那些罪行與性相關的心理病態殺人狂尤其有吸引力，諸如泰德・邦迪、肯尼斯・比安奇、約翰・蓋西、理察・拉米雷茲，都有熱心的啦啦隊。在這種情況，惡名竟然變成美名，連最冷酷的罪犯也成了名人。現在坊間可以看到連續殺人犯的漫畫、桌上遊戲，就連本來只會印上運動明星的交換卡片也淪陷了。

有本書描寫撒旦信徒、又稱「黑夜跟蹤狂」的理察・拉米雷茲，作者提到一名年輕的女學生每回都出席審前聽證會，從頭聽到尾，還寄情書和自己的相片給拉米雷茲。「我覺得他好可憐。當我看著他，我看到的是一個英俊的男人，只因為沒人引導他，才把自己的人生搞砸了。」據報導她是這麼說的。[3]

患有心理病態的加拿大連續殺人犯丹尼爾・金格斯（Daniel Gingras），因謀殺和性侵害遭判三次終身監禁，說服監獄職員准許他白晝假釋，參加社區活動，之後他順利逃走，又殺了兩個人才再次被捕。有個加州的女人讀到這篇報導，開始和金格斯通信，說她想嫁給他。「我就是看到他這張照片便心生憐憫。」她說。

我們大部分人都難以理解，為什麼有些人無視殺人犯的殘暴罪行，對他們滿心崇拜。不過可以確定，這些忠心耿耿的崇拜者內心通常有所執迷，看不清真相。有些人內心渴望浪漫，嚮往不求回報的戀情；有人是因為殺人犯的惡名、刺激感或危險帶來的快感；另外一些人認為自己從中找到了值得奮鬥的信念，如廢除死刑、拯救一個靈魂，抑或內心堅信這些人犯罪是因為小時候身心受創。

不是只有犯下暴行、惡名昭彰的男性能吸引死忠追隨者，蘿倫西亞・斑比納（Lawrencia Bembenek）掀起的熱潮便足以說明這一點。媒體暱稱她為「斑比」，她曾經是夜店兔女郎，也當過警察，因殺害丈夫住在密爾沃基的前妻被判刑。她坐牢時，有幾百人在格蘭飯店舞廳為她辦了好幾場生日派對。之後她越獄，有人舉辦慶祝活動，吸引了三百人到場，舉高看板，上面寫著：「跑、斑比，跑」。她逃到加拿大，很快被逮。美國要求引渡，之後便是無數次聽證會、延期開庭，大批民眾為她鳴不平，相信並廣為宣傳她的說法：她是被男性主導體制誣陷的無辜受害者。加拿大當局幾經斟酌，駁回了她尋求政治庇護的申請，將她遣返美國。

雖說她享有類似教主的地位，是許多雜誌、電視節目競相報導的對象，還催生了幾本支持她的書（有一本是她自己寫的）[4]，密爾沃基司法當局依然認定她其實是冷血殺人犯，是狡猾的蛇蠍美人。無論是否無辜，從媒體報導不難發現她是「利用一己優勢」的最佳例子，同時可以看出社會盲目追逐華麗眩目表象的傾向。前一陣子她的判決被推翻，法庭下令再審，這次對她控以較輕的罪名，而她放棄答辯，於是判她已經服完的刑期，放她出獄。她後來成為極受歡迎的脫口秀節目常客。

斑比走紅速度還算慢的，不像艾咪・費雪（Amy Fisher）很快成為社會焦點。人稱「長島蘿莉塔」的她，因開槍射擊一個女人（該女的丈夫據說是費雪的男友）的頭部被定罪，一下子登上重大新聞，成為三部電視電影的主題，其中兩部還選在同一晚播映。參加我們某項研究計畫的一名專業罪犯不滿地表示：「她本來是個無名小卒，打算轟掉男友太太的頭還搞砸，如今變成明星了！」

在大部分情況，仰慕重罪犯大致上是無害，因為犯人很少得到實質幫助，狂熱粉絲不會真的碰上危險，至少他們滿腔熱情貫注的對象待在牢裡就不會。他們並非受心理病態者操控的受害者，而是自願跳這一場死亡之舞。

扭曲現實

像這樣透過他人罪行來體驗人性黑暗面，多半沒有危險。撇開這類舉動不談，悲哀的是，心理病態者追求自我滿足的需求很少落空，因為總會有人自願扮演受害人的角色。有時候受害人就是不願相信自己真的遭到利用。舉例來說，我們有個女性心理病態受試者，她丈夫堅決不信太太出軌，儘管不止一個朋友說得有憑有據，連她跟另一個男人私奔之後，他仍然相信她的忠貞。否認是很重要的心理機制，能使我們避免面對痛苦的事實，卻也使我們昧於真相，儘管旁人看得一清二楚。

有些人完全不受真相影響，想盡辦法扭曲現實，使其符合心目中應該有的樣子。某個心理病態受試者的前女友認為，他的犯行體現了雄赳赳的男兒氣概。她眼中的他近乎完人，形容他：「非常敏感……相當有影響力……無所畏懼。」當然，她的觀點也和他內心的自我形象吻合。

恪守傳統婦女角色的女性若與有心理病態的男人交往，很可能大吃苦頭。反過來說，心理病態男子若娶到一心想做賢妻的女人，日子可謂舒服又愜意。就算他在外面惹麻煩，這個家還是會挺他，給予他安全感，讓他在外頭作怪也無後顧之憂，風流韻事不斷。長期受苦的妻子通常知情，但她覺得自己應當維持一個完整的家，若有小孩更是如此。或許她認為，要是自己更加努力或耐心等待，丈夫會改過自新。與此同時，她逼自己扮演的角色會加強她的罪惡感，把關係不睦的責任攬到自己身上。當他漠視、辱罵她，或是跑去找其他女人，她可能會告訴自己：「我一定要更努力，花更多力氣經營這段關係，比其他女人更加無微不至照顧他。等我都做到了，他就會明白我有多重要，把我當成皇后一樣伺候。」

法庭心理學家J・瑞德・馬洛伊（J. Reid Meloy）跟我分享一個案例，是一個白領心理病態者動手把老婆打成重傷。[5]後來她讓馬洛伊看自己的日記，她寫道：「他需要額外的關懷照顧，我沒有完全盡到做妻子的責任。但我會的，一定會，而且我會把他的憤怒轉化成更好更堅強的東西。」由於對丈夫死心塌地，再加上一心想當忠心耿耿、合乎體統的太太，她的現實感遭到扭曲，自信心已經蕩然無存。不消說，真相是她這輩子要飽受欺凌，活在失望當中。

遺憾的是，許多自尊偏低、依賴心強、缺乏自我認同感的男或女，一旦與心理病態者展開親密關係，下場都差不多。對自己的外表或內在缺乏自信的人，或無論如何受到多大傷害都捨不得離開一段關係的人，是心理病態者最愛攫取利用的目標，而且從不手軟。[6]

《新女性》（*New Woman*）雜誌一九九一年十月刊出一篇文章，名為〈騙子的新目標〉（"The Con Man's New Victim"），作者琦琦・奧爾森（Kiki Olson）探討愈來愈多單身女性進入職場成為專業人士，產生始料未及的後果。「單身的職業女性有些存款達兩千至兩萬美

元，如果沒有也借得到，又在尋找愛情與金錢，自然成為歹徒覬覦的對象。」文章中引用費城地方法院檢察官辦公室經濟犯罪組組長喬瑟夫・D・凱西（Joseph D. Casey）的話寫道：「騙子如果打算找手頭比較寬裕的單身職業女性下手，就會去她常去的地方，比如單身酒吧、健康俱樂部、聯誼會館，伺機搭訕。單身女子聚集在這裡，並不是只想喝杯雞尾酒、健身或跳舞……『騙子會知道該找誰，他有辦法找出她身上的弱點，這是他的專長。』」

騙子不管在哪裡，都能一眼認出獵物，從對方身上拿到錢、衣服、汽車、銀行貸款，或乾脆靠對方吃住，單身女性卻很難看出追求者是不是騙子。正如凱西所說：「這種人一定長得不錯、風度翩翩、很會講話、充滿自信，懂得控制人，而且無疑很討人喜歡。」

我們有機會扭轉嗎？

許多人讀到這裡可能已經開始覺得不安，要是哪一天碰上心理病態者，根本沒有辦法保護自己。不過即使心理病態者擁有諸多優勢，我們還是可以做到幾件事，把他們帶來的痛苦和傷害降到最低（本書最後一章將和大家討論一系列生存技巧）。

1 B. Rime and L Schiaratura (1990). *Gesture and Speech.* 收錄於 R. Feldman and B. Rime (eds.). *Fundamentals of Nonverbal Behavior.* New York: Cambridge University Press.

2 Joseph Wambaugh (1987). *Echoes in the Darkness.* New York: Bantam Books. pp. 22-23.

3 Clifford Linedecker (1991). *Night Stalker.* New York: St. Martin's Press. pp. 202-203.

4 Robert Mason Lee. "Bambi: The face of a killer." *The Sun*, Vancouver, Canada, 1990/11/3; Kris Radish (1992). *Run, Bambi, Run: The Beautiful Ex-Cop Convicted of Murder Who Escaped to Freedom and Won America's Heart.* New York: Carol Publishing Group. Lawrencia Bambenek (1992). *Woman on Trial.* Toronto: Harper Collins.

5 私人談話，1991 年 4 月。

6 想了解為何有些女性深受殺人犯吸引，可參照 Sheila Isenberg (1991). *Women Who Love Men Who Kill.* New York: Simon & Schuster. 至於探討是出於何種心理因素，使人想跟有暴力傾向的人來往，可參考 J. Reid Meloy (1992). *Violent Attachments.* Northvale, NJ: Jason Aronson, Inc.

Chapter 10
問題的根源

「我已經知道了，所以沒必要再說謊了。」潘馬克太太對女兒蘿妲說，「妳用鞋子打他，所以他的額頭跟手上才會留下半月形的印痕。」

蘿妲緩緩移向前去，雙眼流露出既忍耐又不解的神色，接著撲向沙發，臉深深埋進枕頭，哀哀哭泣，卻從雙手手指縫裡偷覷著母親。可惜演得有點假，克莉絲汀以不帶感情的全新心態，回望自己的小孩，心想：「她現在還不免生澀，但她一天比一天進步，演技愈來愈純熟。不出幾年，她會演得完全看不出破綻，我敢說到時一定很有說服力。」

——《壞種》，威廉・馬奇

上面這一幕擷自一本暢銷小說，探討某些小孩「天生是壞胚」的概念，許多人認為這種說法簡直難以想像。小說敘述一個叫做蘿妲・潘馬克的小女孩，蓄意殺害一名同班同學，最後終於露出本性：

這孩子總是怪怪的，但父母故意視而不見，希望她日後會變得跟其他孩子一樣，只是這個願望並未實現。她六歲時，一家人住在巴爾的摩，他們把她送進一間風評甚佳、強調因材施教的學校。但一年之後，校長要求她轉學。潘馬克太太要求一個解釋，而校長只是盯著訪客淺灰大衣翻領上的金銀製海馬別針，彷彿社交技巧和耐性已然耗盡，突兀地說，蘿妲這孩子冷酷自負、非常難纏，一切都要照她的規則來，從不理會其他人的規則。他們不久就發現她口才流暢，很會撒謊騙人。她在某些方面比同齡者成熟得多，但在其他方面，幾乎毫無成長……不過學校之所以做出這項決定跟這些事關係不大，要她退學的主因是她已經變成手腳俐落的慣竊……在她身上看不到小孩子偷完東西會有的愧疚或不安。當然她也沒有關懷旁人的能力，只關心自己。

《壞種》的主角其實是蘿妲的母親克莉絲汀・潘馬克，這本小說是一個關於內疚的故事。克莉絲汀逼迫自己看清女兒的真面目，承認她是一個正在萌芽的心理病態者，不禁自問：為什麼她和認真細心的丈夫努力經營還算平靜溫馨、井井有條的家，結果卻養出了一個小殺人犯？

故事乍看詭異，但其實相當貼近現實。心理病態者的父母能做的不多，只能眼睜睜看著孩子踏上只求自我滿足的歪路，自以為無所不能、一切歸自己所有。他們不斷尋找能提供幫助的諮商師和治療師，但毫無用處。滿心期待的養兒育女之樂逐漸被不知所措的痛苦取代，他們只能反覆自問：「我們是哪一步走錯了？」

年輕的心理病態者

許多人不敢相信兒童也有心理病態，但我們已經知道，這種人格障礙從年幼時期便能看出來。有位母親讀了報上一篇文章，當中提到我所做的研究，她隨即寫了一封短信給我，口氣相當絕望：「我兒子總是任意妄為，很難親近。他五歲時就知道分辨對錯：只要不被抓到就是對的，被抓到就是錯；從那時候開始，他就把這一套當作行事原則。懲罰、全家給他打氣、威脅、懇求、諮商、甚至參加心理學營隊，統統都試過了卻不見改善。他今年十五歲，已經被捕七次。」

另一位母親寫信說幾年前領養了一個男孩，如今全家被他攪得束手無策。當他愈來愈了解世間的規則，知道如何指使、恫嚇他人，這孩子開始策畫令人心碎的家庭鬧劇，扮演主角。她寫這封信時才剛生產完，現在她和丈夫都很怕這個令人費解的養子會對嬰兒不利。[1]

基於道德上的理由與實際考量，許多人都不喜歡用心理病態一詞形容小孩，認為不該把近乎輕蔑的標籤貼在小朋友身上。但臨床經驗與實證研究清楚證明小孩的確也會有此類人格障礙，心理病態不會說來就來，突然降臨在成人頭上。前面幾章介紹過心理病態的初期徵兆，通常就出現於童年時期。[2]

臨床證據與不少個人經驗都顯示，有些孩童在確診為心理病態之前，其父母早在孩子上學前便已痛苦地意識到情況相當不對勁。雖說每一個小孩剛開始發展時皆不受社會規範制約，但只有某些小孩始終無視社會壓力。他們不知怎地就是和正常小孩「不同」，更彆扭、恣意妄為、愛說謊又富侵略性，很難親近或互相理解，比較不肯受教或較不受影響，而且老是在測試社會容忍的底限。在早期學齡階段，某幾項特徵代表已偏離正常發展：

- ◆ 經常看似不經大腦的隨意撒謊
- ◆ 對他人的感受、期待或痛苦顯然漠不關心，或缺乏理解能力

◆違抗父母、老師和規定
◆老是惹事，對斥責或威脅無動於衷
◆常偷拿其他小孩或爸媽的小物品
◆長期霸凌他人，愛滋事、打架
◆長期逃學、在外遊蕩到很晚或蹺家
◆一再傷害或殺死動物
◆很早嘗試性行為
◆破壞公物或縱火

這類小孩的父母經常問自己：「接下來是什麼？」有位母親是社會學碩士，她告訴我，她女兒（化名蘇珊）五歲時「試圖把小貓沖下馬桶，她打算再沖一次時被我抓到，她一臉漠然，可能有點生氣吧，因為被人發現了。我後來把這件事告訴老公，他問蘇珊，她平靜否認有過此事……我們沒法親近她，即使在她還是個嬰兒時便是如此，而且不管什麼都要順她的意，要不撒嬌，要不就大鬧一場。就算她知道我們已經發現真相，照樣說謊……蘇珊七歲時，我們又生了個兒子，她老是用殘酷的方式戲弄他，比方把奶瓶拿走，然後故意用奶嘴逗他嘴唇，等他激動地想吸吮又抽走，不讓他吸……她現在十三歲了，雖然有時候會裝出很乖的模樣，表示知道錯了，但她的行為讓我們飽受痛苦。她常逃學、性生活活躍、老想從我錢包裡偷錢。」

青少年行為異常與心理病態

美國精神醫學學會出版的診斷聖經《精神疾病診斷與統計手冊》第四版，缺乏能夠充分說明孩童與青少年心理病態人格的條目。書中僅提到一類干擾性行為障礙，特徵是表現於外的干擾行為，而且通常給別人帶來極大痛苦，自己卻不太受影響。其下細分為三種類型，略有重疊：

- **注意力不足過動症**：發育過程中出現注意力不足、衝動浮躁，以及過動。
- **行為規範障礙症**：持續出現侵犯他人基本權利的行為模式，或嚴重違反符合年齡的社會規範或守則。
- **對立反抗症**：負面、帶有敵意的違抗行為模式，但不致像行為規範障礙症，做出嚴重侵害他人權利的事。

上述類別無一能充分說明年輕心理病態者的實際情形。行為規範障礙症最接近，卻未捕捉到心理病態者在情感、認知、人際各方面的人格特質，也就是自我中心，以及缺乏同理心、罪惡感與悔意等等，這些都是診斷心理病態的重要依據。大部分成年心理病態者很可能在小時候便符合行為規範障礙的標準，但反過來卻未必如此，也就是說，大多數患有行為規範障礙的孩童，長大後不會變成心理病態者。但行為規範障礙症有項子分類，特質是「不容易與他人建立關係、幾乎從未不安焦慮、高攻擊性、以及其他『病態人格』特徵」，幾乎與「心理病態人格檢核表」（僅用以診斷成人）的定義與診斷原則毫無分別。[3]

近期有一份研究為兒童心理病態提供了更直接的證據。此研究由兩間專門輔導孩童的醫療院所共同執行，分別位於阿拉巴馬州與加州。[4]受試者大多是介於六歲至十三歲之間的男童，因各種情緒、學習或行為問題被轉介進來。由阿拉巴馬大學的保羅・弗利克（Paul Frick）帶領著一群研究人員，以「心理病態人格檢核表」為基礎，檢視每一名兒童是否具備本書第三、四章提及的人格特質與種種行為。研究團隊發現了一小組兒童具有成人心理病態者的特徵，包括情感與人際關係，以及社會偏差行為。對這些研究者和許多深感絕望無助的父母來說，兒童心理病態是赤裸裸的現實。

艱鉅的挑戰：如何應對

大多數成人心理病態者在小時候就曾引起老師與輔導人員的注意，因此這些專業人士有必要了解這項問題的本質。若想採用干預方式獲得成功，必須在幼年時期就介入；一旦到了青少年時期，想改變心理病態者的行為模式，機會相當渺茫。

遺憾的是，許多與這類小孩打交道的專業人士並未直接面對並解決問題，理由不止一個。有些人純粹採取行為方法，傾向處理特定行為，像是愛攻擊、偷竊等等，而不是將之視為人格障礙所伴隨的種種特質和症狀。有些人對於替小孩或青少年做出這種診斷感到不安，不知未來對當事人產生何種影響，何況這種人格障礙普遍認定無法治療。另外一些人認定這些年幼案主的行為與症狀只是行徑乖張而已，肇因於父母教養不當或社會制約不良，總以為治得好。他們堅持，每一個孩子都難免自我中心、會說謊、在一定程度上左右大人，孩子只是不成熟而已，心力交瘁的父母聽見這話更覺氣餒，畢竟他們每天都得面對這種問題，不但解決不了，而且日益嚴重。

我同意，把心理標籤貼在孩童或大人身上絕非小事。對小孩來說，最嚴重的後果也許是「自我應驗預言」：一個小孩被貼上愛惹麻煩的標籤，日後果真會變成這種人，因為其他人如老師、父母、朋友，會不經意傳達出負面期待，在過程中推波助瀾。

但即使診斷程序符合目前認定的科學標準，若是醫生粗心或能力不足，亦可能有操作不當或出錯的時候。我曾讀過一個案例，有個年輕女孩被精神科醫生診斷患有思覺失調症，後來才證實是父母親長期讓她挨餓，一旦獲得適當照料，她的病情便大幅好轉。此外還有數百則已知案例（說不定還有不計其數的未知案例），再再說明不正確的精神診斷對病人的生活造成深遠影響，而且不難想像，若因為誤診忽略了其他能夠治療的問題，後果更加嚴重。

另一方面，若未能看出孩子的人格特質其實是心理病態特徵，父母大概注定一輩子周旋於校長、精神科醫師、心理學家、諮商師之間，卻始終找不到答案：他們和自己的孩子是哪裡出了錯？可能還得承受一連串不當治療與干預，所費不貲，情感上也備受折磨。

若你很不願意把正式的診斷標籤貼在少年身上，就別這麼做，但不要漠視這個問題：這種綜合了特定人格特質與行為的症候群，無論如何稱呼，日後都將後患無窮。

傑森

我們最近用「心理病態人格檢核表」對一群年齡介於十三至十八歲間的男性犯人檢測，結果測得的平均分數高於成年男性罪犯族群，較之心理病態基準高出二十五％。尤其令人不安的是，本次檢測分數最高的人當中，有個年僅十三的男孩。

傑森才六歲時便犯下嚴重罪行，包括侵入住宅、偷竊、攻擊更小的孩童。從臨床結果與行為上來看，他跟我們研究過的心理病態暴力成年犯幾乎毫無差別；唯一例外在於，比起一般年紀較長的心理病態者，他的想法和態度都比較坦率、直言無諱，少了些防衛和心機。聽他說話令人心生恐懼。

問他為什麼要犯罪，出身自專業人士家庭、不愁吃穿的他回答：「我喜歡啊。每次我惹上麻煩，我那煩死人的爸媽就嚇到屁滾尿流，不過呢我只求開心就好，才不管那麼多哩！沒錯，我一直都是這麼狂野。」談到其他人，也包括被害人，他說：「你想聽真話？他們要是有機會一樣會搞我，我只是搶先一步而已。」他喜歡搶遊民的財物，尤其是街童、「娘砲」、「拎著大包小包睡在街頭的老太婆」，因為「反正他們習慣了，不會去跟警察投訴……有次我跟一個人打架，他抽出刀子，我搶過來朝他眼睛捅下去，他叫得跟什麼一樣跑走了。沒用的傢伙！」

他開始上學時，就常偷爸媽和街坊商店的東西，或霸凌其他小孩，逼他們交出糖果和玩具。但他很會說話，極少受罰。「我只要直視大人的雙眼，隨便唬弄幾句就好。真的很棒，我現在還是這麼做。我媽有很長一段時間深信不疑喔。」

毫無疑問，日後社會將飽受傑森的摧殘。你很難理解這個年輕人的動機和行為，他既沒有情緒困擾、精神官能障礙，也不是出身於低下階層或環境太差。不幸的是，在輔導孩童的醫療院所、少年輔育院、社會單位、青年感化院，以及刑事司法單位工作的人，都碰過像他這樣的人。幾百年來同樣的問題依然存在：

◆我們該如何理解這樣的孩子？

◆社會該如何應對並保護自身的安全，同時也維護這些孩子的公民權？

現今社會崩解的徵兆日益明顯，我們不能再忽視某些孩童身上的心理病態傾向。半世紀前，哈維・克萊克里與羅伯特・林德納便已提出警告，我們無法辨識混在人群之間的心理病態者，早已因此引發社會危機。今日我們的社會機構，包括學校、法院、精神療養院等等，每天都在應付層出不窮的問題，但許多人沒有正視心理病態的危機。唯有盡早運用我們對這種病態的知識，才有希望。否則的話，我們就像是持續用ＯＫ繃來治療致命的疾病，而社會危機將益發惡化（稍後我會在另外一章說明這一點）。

犯罪與暴力

過去十年間已經出現無法避免的恐怖現實：少年犯罪案例激增，我們的社會機構簡直應接不暇。最教人不安的是吸毒和暴力犯罪（諸如殺人、性侵、搶劫、嚴重襲擊等等），增加速度之快令人咋舌，而犯罪年齡亦日趨下降。如今我們看到十歲不到的孩子逞凶鬥狠，程度不亞於狠心的成人罪犯，只覺厭惡難受，卻已不再訝異。

心理學家羅爾夫・洛伯（Rolf Loeber）[5]提醒我們思考一項眾所周知的事實：當某個年輕人的反社會行為已經根深柢固，醫療從業人員極少能使他們恢復正常；此外，大部分處遇計畫的效果都很短暫。洛伯接著提出一項被社會違法亂象掩蓋的議題：「在一九六〇至七〇年代間，青少年在各方面的能力明顯下降，我們有理由擔心，那個世代有一定比例的人可能沒有能力教養下一代。父母的教養能力下降，是造成下一代反社會傾向更明顯的原因之一。」也就是說，先別太驚訝，真正可怕的還在後頭呢。

洛伯特別指出犯罪有幾種既定管道，要是我們不竭盡所有的力量盡早切斷這些管道，是既不合邏輯又愚蠢的事。同樣的道理也可以套用於心理病態，而且嚴重程度更甚。

肯・馬吉德（Ken Magid）與凱羅・瑪開爾菲（Carole McKelvey）認為心理病態是年輕族

群的犯罪率快速攀升的原因之一。[6]為了證明這項論點，他們搜集了近期全美報紙的頭版要聞，整理出一張讓人看了害怕的清單：

◆ 科羅拉多州一名少年旁觀兩個年輕朋友拿鐵鎚劈死自己的母親。

◆ 一名五歲孩童把一個三歲小孩從五樓樓梯間扔下去，佛州警方難以確定他是否知道這麼做的後果。

◆ 一名十二歲小孩出於嫉妒殺死妹妹和母親，只因為她們在籌畫生日派對，堪薩斯警方為此大惑不解。

◆ 聖路易市某一富裕地區的十一歲女童叫十歲玩伴離開她家庭院，但他不肯，她拿出爸媽的槍射他，玩伴送醫開刀後不治。

◆ 四歲女孩抓起三週大的雙胞胎弟弟往地上摔，只因為其中一個不小心在玩耍時抓傷她，兩個弟弟皆死亡。

我還可以再加上幾十個例子。例如，在寫這一章時，西部某州的一個小鎮正苦苦思索該如何處置一個九歲小孩，據說他用刀逼迫其他小孩讓他碰觸身體，甚至性侵得逞。基於年紀太小，無法落案控告他，也不能交由社福單位看管，因為根據某個相關單位人員說：「採取這種做法的要件是年幼當事人有危險，而非其受害人有危險。」[7]

這類恐怖事件絕非一般的意外，也沒辦法解釋成孩童舉動大致如此，只不過稍微過頭了些，等他們長大就會變好。我們必須認清心理病態者的人格特質很早就顯露，這一類事件才說得通。

雖然這個現象讓人不安，卻讓研究者有機會觀察心理病態者在一生當中的變化，這種研究至關緊要，有助於我們研擬出有效的干預方式，並探究為何年輕的心理病態者有的變成詐取錢財的騙子，有的變成暴力犯，有的變成不擇手段的生意人、泯滅良知的政客，或缺乏操守的專業人士。但也有一些人或許是綜合的病態特徵（如第三、四章所示）比較不強烈，因此能成為社會中堅份子。

源頭在哪兒？

當我們開始思索兒童的心理病態，很快就會想到一個基本問題：為什麼？前面提過，許多青少年走岔了路是因為社會環境不好，例如貧窮、父母虐待、缺乏工作機會，或交上壞朋友，但心理病態者從一開始便出現行為偏差。還是老問題：為什麼？

很遺憾，研究人員迄今仍然找不出確切原因來解釋為何會出現心理病態者。但已有幾個初步理論探討心理病態的成因，值得思考。若將這些假說視為一道光譜，光譜的某一端主張心理病態多半是遺傳或生物因素所造成（天性論），另一端則斷言心理病態完全是因為在不良環境中長大（教養論）。一如其他爭議，「真相」無疑介於兩端之間的某處。也就是說，心理病態者的態度和行為，很可能是生物因素與外在環境力量交互作用的結果。

天性論（先天因素）

泰瑞今年二十一歲，是三兄弟當中的老二，出身於備受尊敬的富裕家庭。哥哥是醫生，弟弟還在讀大二，領有獎學金。泰瑞是第一次坐牢，因一年前犯下多次搶劫，必須服刑兩年。他也是心理病態者。

從各方面來說，他的家庭環境穩定，父母對他們備極關愛，未來一片光明。哥哥和弟弟誠實又肯奮發向上，但他「隨波逐流，有什麼就要什麼」，爸媽的希望和期許都沒有短暫的快樂來得重要。父母仍然在情感上、經濟上給予支持，儘管他從青春期開始就像一匹野馬，老是挑戰他人底限，一再違反法律，像是超速、危險駕駛、酒醉鬧事，不過都沒有正式判決紀錄。不到二十歲，他就有兩個小孩，而且嗜賭、大量吸毒。後來家裡不肯再給他錢，他就去搶銀行，很快被逮入獄。「要是爸媽在我需要的時候肯幫忙，我現在就不會在這兒。」他說，「什麼樣的父母會讓自己的兒子爛在這種地方等死？」被問到小孩過得怎樣，他回答：「我沒見過他們。應該是送去給人領養了吧。媽的我哪會知道！」

目前有證據顯示：性情與遺傳有關；某幾種腦部損傷易導致心理病態症狀；有些兒童很早就出現心理病態行為。上述證據，為幾種探討心理病態根源的生物學假設提供了理論基礎。

◆社會生物學算是較新的學科，這項假說認為，與其說心理病態是一種精神疾患，不如視為某種跟遺傳有關的生殖繁衍策略。[8]

社會生物學者強調，人生的重大任務之一就是生小孩，如此才能把基因傳給下一代。完成這項任務有幾種方式：策略之一是生幾個就好，妥善照顧，確保孩子都能平安長大；另一個策略是盡量多生，當中有些就算被遺棄或隨便養，也注定會活下來。這項假說認為心理病態者徹底奉行第二種策略，不停地生，卻幾乎不去煩惱下一代過得好不好，這樣他們不必耗費一己氣力也能讓基因廣為流傳。

男性心理病態者若想擁有大批子嗣，最有效的方式是跟許多女人發生性關係，然後盡快拋棄她們。除非這個心理病態者的魅力大到一群女人都要追著他跑，要不然他很可能透過欺騙、玩弄、劈腿、偽造身份，達到目標。

我們有個三十歲的心理病態受試者是詐欺慣犯，已經有數十次同居婚姻①，第一次是在他十六歲那年。他的友人認識幾位搖滾明星，他便經常對外表示他是明星的經紀人，也是無話不談的密友，說服不少想進演藝圈的人以為能靠他走紅。就我所知，他憑這一招結識了八個女人，後來搬去跟她們同住，一發現她們懷孕立刻離開。被問到孩子如今怎樣了，他說：「有什麼好說的？就是小孩嘛！」

社會生物學家並不認為人是刻意透過性散佈自己的基因，而是說人類天生就有不止一種繁衍策略，只不過其中一種剛好是心理病態者採取的「劈腿」伎倆。有次我們問一個心理病態受試者，他到處濫交是不是想要生一大堆孩子，讓自己的基因永傳後世，他笑著說：「我只是愛幹砲而

① 譯註：美國有些州承認長期同居形同結婚。

已。」

女性心理病態者採取的策略也是「劈腿」，跟很多男人上床，但根本不管孩子的死活。我問一名有許多情人的女性心理病態者，為何兩歲大的女兒會被某個男友活活打死，她冷冷回答：「我隨時都能再生一個。」兩個較大的孩子早已由社福單位另行安置。問她為何想再生一個，畢竟顯然她並不關心這三個小孩的命運，她說：「我愛孩子。」我們研究過的女性心理病態者大抵如此，嘴上常說愛小孩，行徑卻是完全相反。女性心理病態者很少照顧孩子，不理會他們情感上的需求，有時不停更換性伴侶，為此拋棄小孩。黛安・唐絲就是使人心底發毛的例子，她對小孩疏於照顧，動輒虐待，最後用槍殺死他們，而身邊的男人走了一個、又來一個，她還變成「專業」的代理孕母，急著透過懷孕賺錢。[9]

當然，老是撒謊、劈腿的人總會被逮住，時日一久便沒人相信他們說的話，因此他們得不斷找新的伴侶，或加入別的團體、社區，甚至跑到另一個城市去。由於需要經常尋找新的繁衍地點，他們演化出游牧般的生活方式，以及極易融入新環境的能力。

還有一點值得一提：詐騙手段很適合運用在某些環境中，尤其是像我們這樣競爭激烈的社會。換句話說，有些騙子非但不會落入社會底層，反而拜鮮明的人格特質所賜，晉身為成功人士。

社會生物學理論對某些人來說深具吸引力，然而僅能訴諸直覺，無法進行科學檢驗。支持這項理論的證據大多是傳聞或間接證據而已。

◆某個早已提出的生物學假說是這麼說的：基於不明原因，有些心理病態者的腦部構造發育異常緩慢。[10]此一假說的基礎有二：一是腦電圖，成年心理病態者的腦波與正常青少年的腦波相近；二是部分心理病態者的人格，包括自我中心、衝動、自私、不願意延遲享受滿足，都與兒童相似。

有些研究者認為，這表示心理病態只不過是一種發育遲緩，譬如哈佛心理學者羅伯特・齊根（Robert Kegan）便認為，躲在克萊克里所謂「常人的面具」背後的不是神智失常的人，而是一個九或十歲的小孩。[11]

這些都是很有意思的推論，但上述腦波特徵，在普通成人感到昏昏欲睡或煩悶時也會出現，所以未必是腦部發育遲緩，有可能是因為心理病態者覺得腦波測量的過程太無聊。再者，我懷疑兒童的自我中心或衝動浮躁，真的與心理病態者一樣。我相信大多數人都看得出正常的十歲小孩與成年心理病態者，無論性格、動機和行為都迥然不同，即使把年齡差距考慮進去也一樣。更重要的是，十歲心理病態兒童的父母均深知，這個孩子和尋常的十歲小孩不一樣。

◆一項有趣的生物學理論主張，心理病態是源於腦部早年受過損傷或功能不彰，尤其是大腦前端（即前額葉），該部位攸關高階心智活動。此一假設的根據在於，心理病態者與前額葉受傷的病患有時表現出相似的行為，包括缺乏長遠規畫的能力、挫折容忍度低、淺薄的情緒反應、易怒且攻擊性強、不恰當的社交行為、不顧後果的衝動。

然而近來研究仍未找到心理病態者腦部額葉受傷的證據。[12]此外，心理病態者與額葉受傷病患很可能只是表面相像，或者相似之處遠不及相異之處重要。即使如此，有些研究者提出頗有說服力的論點：心理病態者容易衝動、無法約束不恰當行為，很可能是因為前額葉功能不良，這種功能不良未必是腦部真的受過傷。[13]研究已經表明前額葉攸關行為控制的好壞，因此若假定心理病態者由於某些原因，如神經線路連結出了問題或早期損傷，才會較無法有效約束一己行為，似乎也很合理。

教養論（後天環境）

我最愛看的連環漫畫是《凱文與跳跳虎》，其中一集凱文生氣地說：「為什麼我一定要現在上床睡覺？我都不能做自己想做的事！要是因為這樣，我長大變成某種心理病態狂，你一定會後悔的！」他爸爸這麼回答：「從來沒有人因為得在適當時間上床，就變成心理病態。」但凱文反駁道：「沒錯，可是你也不讓我嚼菸草！誰知道我會被哪件事逼瘋！」

也許凱文的說詞反映出一般人的看法，認為心理病態肇因於早期心理創傷或不愉快的成長經驗：貧困、欠缺物質或情感上的支持、虐待、不受父母接納、教養方式不一致等等。但遺憾的是，臨床經驗與研究在這方面尚無法提供清晰的全貌。大體而言，我找不到有力證據來證明心理病態與早年社會或環境因素直接相關。（我明白有些人無法接受我的意見，他們相信成年人的反社會行為，從偷小東西到大規模殺人，幾乎全肇因於早期遭受虐待或嚴重匱乏。）

孩童小時候遭到忽略或不當對待，的確可能造成相當可怕的心理創傷。[14]受過這類傷害的兒童通常智商較低，憂鬱、自殺、情緒失控、嗑藥的風險較高，也比其他人更可能出現暴力行為，或是還沒成年就被捕。學齡前幼童若是缺少照顧或受虐，可能比其他小孩更容易生氣，不肯服從指示，對事物缺乏興趣；等他們開始上學，多半有過動、容易分心、缺乏自制力的情形，較不受同儕歡迎。但是，這些因素不致使他們變成心理病態者。

若能矯正這些兒童和青少年問題，一定能大幅降低犯罪率和其他社會偏差，但不太可能使心理病態者的人數下降，他們嚴重的反社會行為也不會就此好轉。

可愛又可怕的泰絲

心理學者肯・馬吉德在一部電視電影中和六歲半的泰絲面談。她看起來宛如天使，睜得大大的藍眼睛十分甜美，露出缺了一顆乳牙的笑容。這部電影包含為泰絲諮商的錄影畫面。聽她說起晚上如何欺負弟弟班傑明，直到她父母覺得必須把她鎖在房內，以免飽受攻擊的弟弟無法安穩睡覺，內容不但令人心寒，也與我們對孩童行為的看法背道而馳（案例中的小孩採用化名）。

「泰絲這樣虐待班傑明，全家人都很痛苦，」她的養父告訴採訪者。「我們一開始以為班傑明的腹部出了問題，後來發現是泰絲趁夜裡偷掐他肚子，我們只好綁住她房門的門把。」

泰絲不止一次偷拿刀子，她承認道：「好幾把尖尖的大刀子。」馬吉德問這個小病人：「泰絲，妳拿刀子要做什麼呢？」小女孩鎮定回答：「殺媽咪跟班傑明……」

其中一段，影片旁白細述泰絲多次大發脾氣，有一次她緊抓班傑明的頭去撞水泥地。她媽媽必須用力撬開泰絲的手，才讓她放開嬰兒。

「我沒有停。」泰絲表示，「我就是不停傷害他。」

「妳是想……」治療師鼓勵她說完。

「想殺了他。」

另外一段，馬吉德問泰絲問平常是如何對待小動物的。

「拿大頭針去刺牠們，很多很多針噢。」這名女孩說，「殺了牠們。」

泰絲和班傑明被一對很有愛心的夫妻領養，他們察覺泰絲的行為之後嚇壞了。他們想了解原因，於是去查泰絲的檔案，發現兩個孩子都在原生家庭中受到難以想像的性虐待，身心皆缺乏照顧，尤其是泰絲。

馬吉德拿泰絲這個鮮明、教人忘不了的案例來證明：若孩子小時候未能與父母或主要照顧者建立起依附或親密關係，可能產生什麼後果。他在一九八七年出版《極度危險》（*High Risk*）一書，主張包含心理病態在內，許多心理和行為問題的主要成因，是未能在適當的發展階段（從出生到兩歲）建立親子間的心理連結。[15]

依附理論依舊盛行，主要是因為這看似足以「解釋」各種現象，從焦慮、憂鬱，到多重人格障礙、思覺失調症、飲食失調症、酗酒、犯罪，但這類理論的實證證據大部分來自個人的早年經驗回顧，絕對稱不上可信的科學數據。[16]此外，尚無證據顯示孩提時的依附問題與心理病態的發展有關。

與「未能建立心理連結」有關的外在因素，包括排斥、剝奪、忽略、虐待等等，大多的確會產生可怕的後果，有的後果也看似符合心理病態定義的特質和行為。

電視電影裡的小泰絲確實是個令人心驚的案例，但並無證據顯示，未建立心理連結一方面會導致心理病態症狀（例如喜愛施展魅力、控制他人），卻又完全沒有會使人精神變脆弱的嚴重心理症狀（常見於在惡劣環境中成長，因此情感受創的人）。儘管有人主張，心理病態是襁褓時期未建立依附關係造成的後果，不過我認為因果關係應該倒過來才對：有些小孩無法與人建立親密關係，就是心理病態的症狀。這些孩子很可能缺乏與人自然而然連結的能力，他們是因為有心理病態才不依戀他人，不是因為未依戀他人才產生心理病態。

然而有些人全部歸因於惡劣的環境或父母教養不當，輕易忽略了上述的可能性。家裡被心理病態子女搞得一團亂的父母，拚命努力了解子女，培育成人，假如社會卻把問題怪在他們頭上，非但很不公平，也加深他們的苦痛。他們內心充滿罪惡感，想找出自己是哪裡做錯了，卻多半徒勞無功。

天性與教養相互影響論

我傾向採取的立場是，心理病態是生物因素與社會力量交互作用之下的結果，只是我們對此一複雜過程所知有限。

有證據顯示，大腦的基礎功能和基本人格結構受遺傳影響，而大腦功能和人格結構則影響到一個人如何看待人生經驗、如何與社會互動。[16]實質上說來，心理病態發展所需的要件（包含嚴重缺乏同理心、無法感受恐懼等各種情感），有一部分是源自天性，可能是腹中胎兒或新生兒發育時，受到不明生理因素的影響，導致培養內在控制與良知、以及與旁人聯繫情感的能力大幅下降。

這並不表示心理病態者注定變成社會上的偏差份子。但是，不同的先天生理條件會影響一個人如何受到環境、社會與學習經驗的塑造，進而成為獨立的個體，而心理病態者的先天條件提供了相當薄弱的基礎，導致他們較難進行社會化、發展良知。打個簡單的比方，在燒製黏土成為陶器的過程中，製陶工人很重要（教養），但最後成形的陶器是何模樣，也取決於黏土本身（天性）。[17]

儘管父母的不當教養或糟糕的童年經驗，不能與心理病態直接劃上等號，我想兩者在運用先天條件來形塑後天人格的過程中都很重要。社會因素和父母的做法也會影響此一疾病的發展，並表現在孩子的行為上面。

因此，具有心理病態人格特質的人若在穩定的家庭中成長，獲得充足的社會與教育資源，可能會變成騙子或白領罪犯，也有可能變成作風不太正派的企業家、政客或專業人士。而另一個人格特質相似的人，若出身於貧困、問題重重的環境，長大後可能四處流浪、成為傭兵，甚至成為暴力犯。

不論出身如何，社會因素和父母管教會影響心理病態的外顯行為，卻較難提升他們培養同理心或良知的能力。再多的社會制約力量，也無法使個人產生關懷他人的能力或強烈的是非感。套用前面的比喻，心理病態者的黏土可塑性遠低於陶匠平日燒製的材料。

就刑事司法制度而言，這代表家庭生活的品質雖會影響大多數人的行為表現，卻很難左右心理病態者的反社會行為。我們在近期幾項研究中，評估了早年家庭背景對心理病態罪犯與其他罪犯所造成的影響：[18]

- ◆沒有證據顯示心理病態犯人的家庭背景異於其他罪犯，但大部分罪犯來自問題家庭，這一點不令人意外。
- ◆本身無心理病態的罪犯，家庭背景攸關他們初次犯罪的年紀和犯行嚴重性。來自弱勢或問題家庭的罪犯，頭一回上成人法庭的年紀約在十五歲左右，而家庭較穩定的人，初次上成人法庭的年紀晚得多，大概是二十四歲左右。
- ◆心理病態者初次涉案的年齡與家庭生活毫無關係。不論是否出身於穩定家庭，初次踏入成人法庭的心理病態者，平均年齡是十四歲。

◆針對無心理病態的罪犯之研究，結果與多數犯罪學文獻一致：是惡劣的家庭環境迫使他們年紀輕輕就犯罪。然而，即使來自良好家庭，兄弟姊妹全都循規蹈矩，也無法避免心理病態者為了獲取自我滿足而犯下冷血罪行。

◆但有一項重大例外：我們的研究發現，來自問題家庭的心理病態者，暴力犯罪的次數遠高於出身較好的心理病態者；然而，其他罪犯的暴力問題與家庭背景關係甚微。這一點符合我前文提及的看法：社會經驗會影響心理病態的外在行為表現。出身於弱勢問題家庭的心理病態者，也樂於模仿日常周遭的暴力行為，於他們而言，暴力引發的情緒與其他行為並無不同。當然其他人也會模仿暴力行為，但他們較能感同身受、克制衝動，不像心理病態者那樣說動手就動手。

檢視充滿保護色的社會

有鑑於日趨增加的社會問題帶來無數苦痛，探究心理病態的成因雖教人膽顫心驚，卻具有迫切的重要性。我居住的這個城市最近發生一件案子，不光使我們認識到少年犯罪率上升的嚴重性，也揭示了統計數字背後的意義。一名十三歲殺人犯因打死一個十二歲少年，被依《加拿大少年罪犯法》判處最高刑期三年。動機是什麼？因為被害少年收了凶手兩百五十塊美金，卻未依約定交出大麻——可說是一樁非常超齡的犯罪。[19]

這名未揭露姓名的凶手據說愛控制他人、深諳街頭生存智慧，而且「從小就不學好」。有關這件殺人案的諸多細節都意義深遠。例如，住在他家附近的朋友說他「就是個『普通傢伙』，會逃學、哈大麻、打電玩……當問到他有無特殊興趣，朋友們說是去店裡偷東西……辯護律師在保釋聽證會上說這名凶手八歲就會闖空門，九歲開始放火，過去三年逃家達十次……他過往的罪名包括侵入住宅、偷竊、持有毒品，曾因干擾行為和逃學遭到數次停學處分。七年級時，因偷學校每日供應的鮮奶被退學。他十一歲就已經天天吸大麻，後來改成固定吸食哈希什，有時候是海洛因……在宣判時，（法官）引用醫生的評估報告，上面說這個年輕人有典型的反社會行為，不像一般人會感到內疚，也很難對他人產生同理心……這些情況不會隨時間改變。」

聽起來很耳熟？或許吧，雖然我不能光憑幾句新聞隔空診斷。這段的重點並非診斷這名年輕攻擊犯，而是發生謀殺案後的狀況：「他（居住的那一帶）流傳著一些傳聞，表示至少有二十個年輕人知道人是被告殺的，卻沒人說話。」

我認為，我們社會正越來越默許、縱容，甚至在某些情況下，頌揚「心理病態人格檢核表」列出的人格特質，例如衝動、不負責任、缺乏悔意等等，若是如此，我們的學校可能會演變成充滿保護色的小型社會，心理病態者不容易被揪出來，能繼續幹損人利己的勾當，危害校園。那二十名加拿大年輕人明知有人遭到殺害、也知道凶手是誰，卻不知何故保持沉默，此事令人憂心，顯示了整個社會不單單對心理病態人格著迷，而且越發容忍這樣的人。最教人害怕的是，心理病態者乍看挺「酷」，實則包藏禍心，生長於問題家庭或混跡於治安不良地區的孩童會將他們視為榜樣，畢竟這一類家庭或社區從不把誠實、公平競爭當一回事，也不關心他人福祉。

對年輕的心理病態者來說，加入幫派是很棒的機會。他們衝動、自私、冷血、自我中心與攻擊性強的性格，極易融入這類團體的活動，甚至可能變成領頭的人。事實上，其他活動很少像幫派這樣，給暴力的心理病態者如此豐富的回報，而且免受責罰。各地以年輕人組成的幫派主要靠販賣毒品、竊盜、恫嚇、敲詐等維生，在學校吸收新成員；他們不止潛伏在校園裡，學校周邊時常可見這些人出沒，不斷提醒著其他師生幫派的影響力和原始惡勢力。

儘管社會大眾對社區中的幫派問題愈來愈警覺，針對幫派不法行為的刑罰多半很輕。最近有個案子，兩名十五歲和一名十六歲少年因從事幫派活動被起訴，包括襲擊、偷車、持有危險武器、持危險武器襲擊他人，以及造成他人身體傷害。但大部分指控後來都撤銷了，因為幾名青少年證人的父母害怕遭到報復，不肯讓孩子出庭作證。警方發言人說這種情況「著實令人憂心，罪犯居然透過威脅和恫嚇，讓人撤銷控告」。他還指出每回有幫派相關的指控，總有人試圖阻止證人作證。幫派成員有一種集體的權力感、自認刀槍不入，這一點滿像他們當中的某些心理病態成員。

「我做了什麼？」

心理病態者的父母很難不問這個問題，而且幾乎全帶著絕望：「身為父母，我到底做錯了什麼，才會讓小孩變成這樣？」

答案是，你可能什麼也沒做。總結我們手上有限的資料，我們仍不知道為何有些人會變成心理病態者。

儘管普遍以為父母要為心理病態負主要責任（甚至全責），但目前證據顯示並非如此。這並不表示父母或環境可以推卸掉所有責任，原因是雖說父母的管教方式不見得是形成病態的必要因素，卻與各種症狀的進程和外在表現關係甚大。毋庸置疑，不當教養和家庭背景、社會環境都將使潛在問題更形惡化，這三種因素對兒童的行為有強大的影響力。這幾股力量相互角力之下，不難理解為何只有少數人淪為連續殺人犯，大部分心理病態者則只是「尋常」的罪犯、搞暗盤交易的商人、或鑽法律漏洞牟利的傢伙。

儘管目前心理病態的起源仍然撲朔迷離，但診斷日益準確，研究成果愈來愈多，幫助我們想出更好的方式，因應心理病態者在社會中引發的問題，這也是本書最後幾章的主題。

一九八一年在加州米爾皮塔斯，十三名青少年明知某個男孩殺死班上年僅十四的女同學，卻隱忍三天不說，這段期間他們還一起去山上看屍體。一九八七年電影《大河邊緣》（*River's Edge*）改編自這個案件，形容這群孩子是「空白世代」。了解當前青少年溝通模式的人，一定會發現劇中情景熟悉到令人害怕。這部拍攝技巧卓越的電影探討年輕一代目無法律的次文化如何遭到粉飾，的確有深刻洞見。這群孩子生活的世界是個白人藍領階級社區，極少有電影寫實呈現這類社區。沉浸在電視暴力中的孩童組成了祕密組織，父母忙著維持生計，家庭生活就此失控。電影中，父母每天被生活重擔壓得喘不過氣，無法專心教養小孩，頂多在彼此進門或正要出門時，喊一聲：「是你嗎？」然後各幹各的。

這部電影最震撼人心的一幕，是某位還能夠付出關懷的老師，試圖突破這群孩子「裝酷」、愛譏刺人的面具。他先是詢問全班同學，之後幾乎是懇求，要大家談談死了一名同學對他們有何種影響。只有班上公認的「怪咖」願意承認內心在乎，其他人似乎完全不懂問話的意思。老師氣極敗壞想確認同學是能夠溝通的，於是問一個叫克勞瑞莎的女生（她是其中一個說出謀殺案的人）：「談談潔咪對妳的意義……」但就連這個女孩也不帶感情地回望他。究竟她是毫無感覺，抑或不肯對有權威的人透露心中感受，交由觀眾決定。

眼見同學缺乏同理心、憐憫，甚至不懂何謂失去，老師不禁怒火中燒：「教室裡沒有一個人在乎她死了……她的死讓我們有機會展現高尚的道德，卻沒有一個人在意。若我們真的在意，現在就不會在這裡，而是在街上奔走、追查凶手，連覺也不會睡。」

面對老師情緒失控，全班一片沉默，反應令人心寒。

這只不過是一部電影，沒錯。但《大河邊緣》呈現出一個情感匱乏、衝動、不負責任、自我膨脹、只顧自我滿足已經成為常態的社會，刻畫真實到令人駭然。

羅伯特．林德納於一九四四年曾說，國境邊界是個人自由的保證，吸引心理病態者前往；放眼今日，街上、學校、甚至家裡，都充滿了保護色，方便心理病態者混入其中，既無人察覺也未受診斷，甚至受到鼓勵。本書仔細描寫心理病態兒童的狀況，只盼提醒世人重視這令人發寒的可能性。

---

1 領養來的小孩進入新家庭，攪得天翻地覆的故事屢見不鮮。但顯露出早期心理病態徵象的敘述，大部分出自孩童的親生父母之口。

2 有關心理病態與反社會行為從幼年到成人的發展進程之專書或文章包括：Lee N. Robins (1966). *Deviant Children Grow Up*. Baltimore, MA. Williams & Wilkins; David Farrington (1991). Antisocial personality from childhood to adulthood. *The Psychologist* 4, 389-94.

3 回顧相關研究文獻的有B. Lahey, K. McBurnett, R. Loeber, and E. Hart (1995). *Psychobiology of Conduct Disorder*. 收錄於G. P. Sholevar (ed.). *Conduct Disorders in Children and Adolescents: Assessments and Interventions*. Washington, D.C.: American Psychiatric Press.

4 如欲了解這項研究，可參照P. J. Frick, B.S. O' Brien, J. A. Wooton, and K. McBurnett (1994). Psychopathy and conduct problems in children. *Journal of Abnormal Psychology* 103, 700-07.

5 Rolf Loeber (1990). Development and Risk Factors of Juvenile Antisocial Behavior and Delinquency. *Clinical Psychology Review* 10, 1-41; David Farrington (1991). Antisocial personality from childhood to adulthood. *The Psychologist* 4, 389-94.

6 Ken Magid and Carole A. McKelvey (1989). *High Risk: Children Without Conscience*. New York: Bantam.

7 "Officials stymied by alleged rapist, 9." *Seattle Times*, 1992/7/21.

8 參見J. MacMillan and L. K. Kofoed (1984). Sociobiology and antisocial behavior. *Journal of Mental and Nervous Diseases* 172, 701-06; H. C. Harpending and J. Sobus (1987). Sociopathy as an adaptation. *Ethology and Sociobiology* 8, 63S-72S.

9 Ann Rule (1987). *Small Sacrifices*. New York: New American Library. 另一本由本人所寫的書亦極富參考價值：Diane Downs (1989). *Best Kept Secrets*. Springfield, OR: Danmark Publishing.

10 R. D. Hare (1970). *Psychopathy: Theory and Research*. New York: Wiley.

11 Robert Kegan (1986). The child behind the mask: Sociopathy as developmental delay. 收錄於W. H. Reid, D. Dorr, J. I. Walker, and J. W. Bonner, III. *Unmasking the Psychopath*. New York: W. W. Norton.

12 R. D. Hare (1984). Performance of psychopaths on cognitive tasks related to frontal lobe function. *Journal of Abnormal Psychology* 93, 133-40; S. D. Hart, A, E. Forth, and R. D. Hare (1990). Performance of male psychopaths on selected neuropsychological tests. *Journal of Abnormal Psychology* 99, 374-79; J. J. Hoffman, R. W. Hall, and T. W. Bartsch (1987). On the relative importance of "Psychopathic" personality and alcoholism on neuropsychological measures of frontal lobe dysfunction. *Journal of Abnormal*

Psychology 96, 158-60.

13 E. E. Gorenstein and J. P. Newman (1980). Disinhibitory psychopathology: A new perspective and model for research. *Psychological Review* 87, 301-315; J. P. Newman (1987). Reaction to punishment in extroverts and psychopaths: Implications for the impulsive behavior of disinhibited individuals. *Journal of Research in Personality* 21, 464-80; A. R. Damasio, D. Tranel, and H. Damasio (1990). Individuals with sociopathic behavior caused by frontal damage fail to respond autonomically to social stimuli. *Behavioral Brain Research* 42, 81-94. 腦前部位受傷可能導致類似心理病態的行為，包括判斷力與計畫能力較弱、衝動、難以教化，以及不良的社會行為。但這種「後天形成的心理病態」與專屬於心理病態的人格特質和行為很不一樣。不管怎麼說，針對腦部損傷病患所做的研究也許有助於釐清心理病態的本質。

14 好幾名研究者探討成人問題（包括犯罪與暴力）的早期危險因素。可參考 C. S. Widom (1989). The Cycle of Violence. *Science* 244, 160-66; D. Olweus, J. Block, and M. Radke-Yarrow (eds.) (1986). *Development of Antisocial and Prosocial Behavior*. New York: Academic Press; Rolf Loeber (1990). Development and Risk Factors of Juvenile Antisocial Behavior and Delinquency. *Clinical Psychology Review* 10, 1-41; J. McCord (1988). Parental behavior in the cycle of aggression. *Psychiatry* 51, 14-23; Adrian Raine (1988). *Antisocial Behavior and Social Psychophysiology*. 收錄於 H. L. Wagner (ed.). *Social Psychophysiology and Emotion: Theory and Clinical Applications*. New York: Wiley.

15 馬吉德如今認為心理病態肇始於生物性與社會環境。（私人談話，1993/7/22）

16 William & Joan McCord 於 1964 年出版了深具影響力的 *The Psychopath: An Essay on the Criminal Mind* (Princeton, NJ: Van Nostrand) 一書，力陳社會因素是造成心理病態的主因。但最近 Joan McCord 另有說法：「來自雙親的拒絕和責罰態度不一致，使心理病態益趨複雜……但統計數字是回顧性的，很可能是心理病態的行為使雙親排斥，而非相反」（1984 年 7 月）Family Sources of Crime. 論文於芬蘭召開的國際攻擊行為研究協會上發表。亦可參考 J. McCord (1988). Parental behavior in the cycle of aggression. *Psychiatry* 51, 14-23.

17 部分近期研究提出個人在智力、能力和人格上的差異與基因有關，包括 T. J. Bouchard, D. T. Lykken, M. McGue, N. L. Segal, and A. Tellegen (1990). Sources of human psychological differe: The Minnesota study of twins reared apart. *Science* 250, 223-28; T. J. Bouchard and M. McGue (1990). Genetic and rearing environment influences on adult personality: An analysis of adopted twins reared apart. Special Issue: Biological foundations of personality: Evolution, behavioral genetics, and psychophysiology. *Journal of Personality* 58, 263-92; J. E. Bates and M. K. Rothbart (eds.). (1989). *Temperament in Childhood*. New York: Wiley; J. Kagan, J.S. Resnick, and N. Snidman (1988). Biological bases of childhood shyness. *Science* 240, 167-71; J. Kagan and N. Snidman (1991). Infant predictors of inhibited and uninhibited profiles. *Psychological Science* 2, 40-44. 關於焦慮與青少年時期的心理病態可參考 B. Lahey, K. McBurnett, R. Loeber, and E. Hart (1995). *Psychobiology of Conduct Disorder*. 收錄於 G. P. Sholevar (ed.). *Conduct Disorders in Children and Adolescents: Assessments and Interventions*. Washington, D.C.: American Psychiatric Press.

18 關於家庭、雙胞胎與領養的研究顯示，大部分的犯罪和暴力，尤其是心理病態，都至少受到生物性基因影響，再由環境與社會力量形塑而成。可參考 S. A. Mednick, T. E. Moffitt, and S. A. Stack (eds.) (1987). *The Causes of Crime: New Biological Approaches.* Cambridge, England: Cambridge University Press; R. Plomin, J. C. DeFries, and D. W. Fulker (1988). *Nature and Nurture During Infancy and Early Childhood.* Cambridge, England: Cambridge University Press; F. Schulsinger (1974). Psychopathy, heredity, and environment. 收錄於 S. A. Mednick, F. Schulsinger, J. Higgins, and B. Bell (eds.) *Genetics, Environment, and Psychopathology* (pp. 177-95). Amsterdam: North Holland/Elsevier. 最近一項關於雙胞胎的研究尤為重要，發現基因是造成心理病態人格特質的重大原因（見本書第三章）（W. J. Livesley, K. L. Jang, D. N. Jackson, and P. A. Vernon. *Genetic and Environmental Contributions to Dimensions of Personality Disorder.* 這篇論文於 1992 年 5 月 2-7 日在華盛頓特區召開的美國精神醫學學會上發表。）Adrian Raine (1988). *Antisocial Behavior and Social Psychophysiology.* 收錄於 H. L. Wagner (ed.). *Social Psychophysiology and Emotion: Theory and Clinical Applications.* New York: Wiley.

19 E. DeVita, A. E. Forth, and R. D. Hare (June 1990). Psychopathy, family background, and early criminality. 本篇論文於渥太華召開的加拿大心理協會會議上發表。

20 這段話引自 Mary Lynn Young 針對本案所做的報導，刊於《溫哥華太陽報》，日期為 1990/12/12。

Chapter 11

貼標籤的道德問題

八年級時，我因毆打老師被退學，社工說：「他是弱勢小孩，送他去夏令營吧。」十七歲，我因性侵被起訴，精神科醫生說：「他有心理病態，送他去坐牢。」這毀了我的一生。他們認為我是壞胚子，那我就證明他們是對的。

——已定罪的連續性侵犯，

十一歲時首度犯下暴力性犯罪

我在本書一再強調，若我們想更加了解極度危害社會的心理病態，精確評估這種病態是必要的，然而比評估更重要的是準確診斷，在我們發展出有效的心理病態管理或處遇方案之前，一定要能正確分辨心理病態。

當今犯罪率和監獄人數不斷飆高，精神療養院裡的病床一位難求，再加上年輕一代的暴力犯罪、嗑藥、意外懷孕和自殺日益攀升，呈現前所未有的趨勢，我確信精神科從業人員與專業社工亟需掌握心理病態的概念，藉以協助他們進行決策。若運用得當，心理病態的診斷結果可能有助釐清為何社會秩序混亂，以及形成混亂的主因等等。但若任意亂貼標籤，卻會對被誤診的人造成難以抹滅的傷害。基於上述原因，「心理病態人格檢核表」是非常有用的工具，不單為精神科醫生和決策者提供有效可信的診斷流程，也詳實描述心理病態的特徵，幫助其他人（包括刑事司法制度的人員）了解心理病態的診斷標準。不像有些醫生只說一句「依照我的專業意見，此人有心理病態」，這份檢核表清楚列出診斷的理由。

最近在一場專業人士聚會上，一位監獄心理學家告訴我，他們州的獄政單位一向採用「心理病態人格檢核表」，以免屆時裁決出錯，又怪到他們頭上。「檢核表幫助我們向假釋裁決委員會提供建言，」他說，「我們告訴委員會某名犯人是否有心理病態，解釋診斷代表的意

義，由委員會決定如何運用這項資訊。如果他是心理病態者，他們放他出去之後又殺人，就與我們無涉，要由裁決委員會出面向大眾及受害者家屬說明。如果他不是心理病態者，而其他證據都指向放他出去的風險很低，但他殺了人，那我們沒事，裁決委員會也沒事。我們已經盡力了，任何假釋都有風險。」

這名心理學家還說，遲早會發生一種狀況：假釋犯殺人，死者家屬便以「釋放有心理病態卻未經適當診斷的殺人犯」為由控告國家。他說採用「心理病態人格檢核表」能保證類似情形不致發生。

只有假釋裁決委員會很意外

大眾常難以理解，為何有些前科累累的犯人關沒多久就出獄。理由不一而足，但大多情況是因為假釋委員會覺得犯人不再對社會造成重大威脅；他們的判斷泰半正確，但有時仍不免發生無法解釋的悲慘錯誤。一九九一年五月七日播出的《今日焦點》，介紹了卡爾・韋恩・邦遜（Carl Wayne Buntion）的案子，此人因性侵害被判處十五年徒刑，卻只關了十五個月，便於一九九〇年被放出德州監獄，六星期後他開車遇到例行性臨檢，結果開槍殺死一名員警。

此人因暴力犯罪被判處相當長的刑期，但為何很快假釋出獄？況且他還犯有其他罪，前科起碼可追溯至一九六一年，而且不斷違反假釋規定，可是他總是入獄不久便輕易獲得假釋。他在一九八四年被判處兩個十年徒刑，但兩年後，第七次獲得假釋。有人問假釋委員會主席：「他屢次犯案，你怎麼能說有這種紀錄的人不會對社會造成威脅？」主席回答：「這種事見仁見智。」還說不要把員警殉職一事推到假釋委員會頭上：「要怪就怪他母親養出這種兒子。」

邦遜的女朋友這麼形容他：「他聰明又非常幽默，滿輕鬆、好相處的一個人；他是個紳士。」但性侵受害人或被殺員警的家屬，想必很難同意如此形容一個嚴重反社會的人，太詭異了。正如電視記者大衛・李・米勒所說：「愛情或許是盲目的，但德州假釋裁決委員會居然看不出邦遜的真面目，能有什麼藉口？」

邦遜是心理病態者嗎？頗有可能。倘若那時候監獄當局堅持，申請假釋的犯人必須接受適切評估，而假釋委員會也把診斷結果和犯罪紀錄一併納入考量，那麼他不太可能獲釋。畢竟不需要天才也知道，邦遜這種人絕不可能搖身一變成為模範公民。

悲哀的是，假釋委員會的職位多半是政治任命，委員既不具備相關資歷，也不了解犯罪行為，更不明白心理病態是預測再犯與暴力行為的重大指標。再加上委員沒時間仔細了解犯人的情況，經常不願意採用（或看不懂）精神科醫生和心理學者的臨床報告。我自己看過不少報告，也明白為何許多委員覺得用處不大，無法協助他們做出是否批准假釋的艱難決定，因為許多臨床報告用了一大堆專業術語，隱晦模糊；有些報告上的診斷缺乏經驗性證據，不足以預測再犯率和暴力傾向。

貼標籤的力量

預測效度高的準確診斷，對於刑事司法制度幫助極大，「心理病態人格檢核表」有效預測再犯和暴力，足以證明這一點。但同時也該了解，不夠準確的診斷與貼錯標籤是很危險的。比方說在矯治機關中，一旦獄政人員或監獄心理學家在檔案中記上一筆，便能像上帝標記該隱一樣，決定他的命運。舉例來說，一名因為幾件竊案入獄的年輕人有資格申請假釋，診斷過程可能像這樣：工作過量又薪水偏低的監獄心理學家花一點時間和這人面談，翻開檔案匆匆看一遍，留意到幾年前一名精神科醫生說他有反社會人格，於是這位心理學家在報告中寫道，依臨床判斷，這名犯人有心理病態，假釋風險高。假釋委員對此一標籤深信不疑，又擔心日益上升的犯罪率，自然駁回了申請，犯人因此極為沮喪，最後自殺了。這個運氣不好的心理學家接受訊問，說他只根據檔案內容和十五分鐘的面談就做出診斷。

不過就另一方面而言，準確的評估確實有助於將犯人分類、決定派給他們哪一種工作、給予恰當的治療和處遇方式、規畫釋放的期程、幫助獄政人員處理與犯人相關的大小事。心理病態診斷亦能防止犯人轉送法醫精神病院（專收容精神異常的罪犯），以免犯人進了精神病院故意搗亂，影響其他病人；即使真的送入精神病院，此一診斷亦能協助判定犯人的安全分級。最近有個例子，在北美洲規模最大的精神異常罪犯醫院，一名員工遭病人殺害。[1]管理階層和員工開會通過一項新政策：在「心理病態人格檢核表」獲得高分、又有暴力紀錄的病人必須通過管理部門的審核，才能列入較低的安全層級。在降低暴力的需求，與維護每一名病患接受適當治療的權利之間，這項審核協助傷透腦筋的員工找到平衡點。

各國的司法單位大多認定心理病態者在精神與法律層面均屬神智正常。然而最近澳洲當局認為，為了避免釋放有攻擊性的心理病態者蓋瑞・大衛（Garry David），唯一辦法是立法規定像他這樣的人屬精神異常。據引述，聆訊的最高法院法官在得知大衛自小便有犯罪和暴力行為後，說：「一個人長期犯罪必定患有某種精神疾患；不能理解這一點的精神科醫師，

想必是『瘋了』。」雖然精神科專業人士出聲反對，大衛仍判定為精神異常，須長期住在高規格安全防護的精神病院。

——〈蓋瑞・大衛的案例〉（"The Gary David case"），《澳洲及紐西蘭精神病學期刊》（*Australian and New Zealand Journal of Psychiatry*）第二十五期，內維爾・帕可（Neville Parker），一九九一年，第三一七到三七四頁

隔空診斷

因緣際會，有次CBS電視網打電話來，要我談談伊拉克獨裁領袖海珊是否可能有心理病態。當時波灣戰爭打得如火如荼，電視上充斥著相關畫面，從各個面向討論這場戰爭與背後的政治議題。全球瘋狂臆測海珊的下一步會是什麼，顯然致電的媒體想取得一些「專業意見」。但我拒絕了邀約。就像「死亡醫生」不假思索診斷的例子（容後敘述），就算是經驗老到的醫生也難以隔空診斷公眾人物，還很容易讓專業程序淪為笑柄，結果很可能變成八卦話題，眾人看專業執照決定診斷是否可信，卻不見得是事實。

海珊的情況尤其危險，因為戰爭初期流行著一句話：「戰爭的第一個犧牲品是真相。」不光是很難找到關於海珊的傳記資料，其他深具影響力的因素如文化、宗教、組成信念系統的要素等等，莫不迥異於西方國情。若想進行心理診斷，必須先審慎研究、了解才行。

同一時間，丹尼爾‧高曼寫了一篇名為〈剖析領袖的精神狀態——專家意見分歧〉（"Experts Differ on Dissecting Leaders' Psyches from Afar"）的專文，在一九九一年一月十九日的《紐約時報》上發表，提及喬治華盛頓大學精神病學暨政治學教授傑洛德‧玻斯特博士（Jerrold Post）的說法。玻斯特博士在美國參議院作證時，表示伊拉克總統有惡性自戀人格，這是一種嚴重的人格障礙，使他行為誇大、偏執、冷酷寡情。連外行人也來參一腳，同一年二月十三日，眾議院議員羅伯特‧道南（Robert Dornan）在CNN上公開形容海珊是「反社會心理病態者」。

高曼在文章中指出，公眾人物的心理側寫大多是依據佛洛依德理論，美國政府向來重視這類分析，但也有專家持不同看法，認為價值不大，以海珊的情況，「有論者認為其他解讀亦有道理，玻斯特握有的證據太少，診斷基礎薄弱。」

然而玻斯特不但診斷出海珊的精神狀況，還據以預測他未來將採取何種行動，表示在一月十五日之前，亦即布希總統給海珊撤離科威特的期限，「海珊先生很可能會在最後一刻認輸。」但事實恰好相反：海珊長驅直入。玻斯特承認臨床診斷的預測有其限制：「人會有模式和傾向，你可以說某人過去面對危機時如何應對，卻無法光憑人格做出準確的預測。」

此事有個有趣的插曲，一九九一年二月七日加拿大廣播公司新聞頻道上，一個伊拉克人說：「布希想殺光所有阿拉伯人。他有心理病態。」

一名母親讀到一篇關於我研究的報導，打電話給我：「從報導內容看來，我兒子好像是心理病態者。」接著她問我能否用心理病態人格檢核表檢驗她兒子，他目前正因偷竊服刑三年。我解釋不太可能；況且若檢查出有心理病態，他可能更難申請提早出獄。「但我正希望如此！」她大聲說，「我不要他出來！他只會給我們惹麻煩，七歲就對妹妹毛手毛腳，九歲時就鬧得警察整天待在我們家，我都可以收他們房租了。他這次坐牢是因為從他父親公司裡偷錢。」

「死亡醫生」登場

要討論在法庭替人診斷貼標籤可能造成的危害，就不得不提德州精神科醫生詹姆斯・格瑞森，他在大眾書籍和心理學文獻上都有「死亡醫生」的封號。在德州，最嚴重的謀殺只有兩種刑度：終身監禁或死刑，做出有罪判決之後會再開一次庭，最後才由陪審團決定刑罰。如果判死刑，陪審員必須一致同意下列三項特殊條件：

1. 殺人犯「存心」致被害人於死地；
2. 被告未來「很有可能再度行凶」；
3. 被告殺人缺乏合理的「外在刺激或挑釁」。

通常，第二項條件（被告是否具危險性）問題最大。朗・羅森邦（Ron Rosenbaum）在探討格瑞森的一篇文章中提到：[2]

> 此時輪到醫生出場。他站在證人席，聆聽有關殺人案與殺人犯的事實（他通常沒有實際診視被告，而且到了審判當天才看到被告本人），告訴陪審團，根據醫學證據，他能向他們保證，被告仍將對社會造成危險，如同第二項條件所示。然後就結束了。

作者接著敘述與格瑞森的幾次行程，內容令人擔憂，格瑞森兩天內在三場死刑宣判會上作證，證詞讓三件案子的陪審團都決定判處死刑。任何依良知行事的研究者或精神科醫生，看到作者如何描寫格瑞森，都必然感到憂心。他沒有仔細診察被告，僅依法律上所謂的「假定問題」下結論。檢方根據被告的犯罪紀錄及其他檔案，對犯罪者進行詳細、先入為主的口頭描述，接下來他問醫生，根據方才的描述，「基於合理的醫學可能性，你認為被告是否仍將有暴力犯行，未來持續對社會造成威脅？」

以艾倫・李・夫勒（Aaron Lee Fuller）一案為例，此人闖入一名老婦人家中行搶，毒打她致死後性侵其屍體，遭判有罪。根據羅森邦引述，格瑞森必須回答假設性問題：一名像被告夫勒這樣的殺人犯，是否會再次殺人？

「請告訴我，先生，您有何看法？」

「確鑿無疑，你方才形容的人，既然一再行使暴力行為、而且變本加厲，未來必定也將繼續行凶，不論他身處於哪一個環境，都是極嚴重的威脅。」

「您是說他將對任何環境造成威脅，即使在監獄這個環境也一樣？」

「的確如此，先生。他在外頭做了什麼事，進去以後也會做。」

羅森邦說，就這樣，這就是陪審團所需具有「醫學」和「科學」效力的證詞，很多時候也是他們獲得的唯一證明，如此便足以證明艾倫・李・夫勒是危險人物，無藥可救，應求處死刑。格瑞森某一次回答假定問題時，明確形容一名被告是「嚴重的社會病態者」，然而根據他的用法，此詞顯然與本書描述的心理病態是同義詞。

查爾斯・尤英（Charles Ewing）曾撰寫一篇文章，探討預測罪犯危險性的道德問題。[3]他指出光是格瑞森就以這種方式，在七十場以上的死刑聽證會作證，判處了六十九個死刑。但他說格瑞森絕非特例，美國各州的陪審團無不依賴專家證詞做出決定。

美國最高法院也會採納如格瑞森這樣的精神科醫生所做的證詞，但有個條件：專家在說出預測結果時，用詞必須表達出這是個人意見。審判制度的訴訟辯護過程，允許其他專家質疑、反對其意見，但有些專家總能說得比其他專家可信。羅森邦提到格瑞森在專家證人當中光環相當耀眼，深具魅力與力量，能克服重重阻礙，說服陪審團他才是對的。

格瑞森的作證流程，最起碼也未依正常程序，適當的診斷程序必須合乎心理專家與精神科醫生協會的標準，針對個案細心診視、檢查，以符合普遍接受、可靠的診斷標準。

依我之見，基於客觀的科學和臨床標準，格瑞森的診斷程序和太過簡化的推論都值得質疑，此外，這也反映出某種奇特的觀念：以為自己在判斷他人人格時絕不會有誤。即使在最理想的狀況之下，能獲得豐沛準確的資訊，採用嚴格的診斷標準，精神診斷和預測也很難保證不出錯。假如診斷本身會嚴重影響治療方式，甚至關係到一個人的生命，我們必須確定診斷結果在一定範圍內是準確的。同時還得了解，就算真有可能做出完美的診斷（其實幾乎不可能），也還是無法準確預測未來會不會再度犯案或行凶，因為構成診斷的種種因素只不過是個人、社會、環境等因子的其中一部分，而反社會行為是上述因子交相影響的後果。但的確有大量證據顯示，以「心理病態人格檢核表」為基礎，審慎診斷心理病態，大幅降低了刑事司法人員做出錯誤決定的風險。如果可以善加運用檢核表，便能分辨對社會幾乎沒有威脅的罪犯，以及極有可能再次犯案或行凶的罪犯。

南方某州有位法庭精神科醫生最近告訴我，他說服法庭上其他人相信，經他診斷為心理病態的個案不必為謀殺案負責，因為「你們的研究顯示心理病態者有器質性腦部損傷」。很快我就明白，他指的是新近發表的一篇神經心理學研究報告，但事實上我們的結論是說，經過標準化檢查，顯示心理病態者並無器質性腦部損傷。他為個案在庭上所說的話根本是誤讀了我們的研究結果。但這名精神科醫師所犯的錯卻救了個案一命，使他逃過了死刑。

工具端看如何運用

「心理病態人格檢核表」是相當重要的描述和預測工具，受許多精神科醫生採用，運用於各種不同的檢查。但握有工具和善用工具是兩碼事。下面這種情況告訴我們，若無法依循適當程序運用此檢核表，後果極為危險。

法庭精神科醫生J，是知名的專業證人，在一場判決聽證會上作證，他認為一名有暴力前科的罪犯仍將為社會帶來威脅。這項判斷是根據此人的犯罪紀錄，以及J堅信此人符合檢核表上所定義的心理病態，絕不可能改變作為。正因為有J的報告和證詞，檢方才宣稱此人是危險性高的罪犯，求處無期徒刑。

在判決聽證會上代表這名犯人的是一家知名法律事務所的新進律師，J的名號如此響亮，和他交手可說是吃力不討好。碰巧這名律師認識我以前的學生，我學生轉告我此事，將J呈交庭上的報告影本拿給我看。我認為報告中有幾處有待商榷，律師便問是否可以再為這名犯人另做評估。我手下有兩名研究員，運用「心理病態人格檢核表」的經驗十分豐富，兩人分別為這名犯人進行評量，皆判斷他不是心理病態者。

我先對律師解釋這份檢核表的執行程序與評分方式，稍後也向庭上說明。這位律師仔細看過

J運用「心理病態人格檢核表」的方式，很快便發現這名精神科醫生根本沒有遵照手冊上的指示，只是將檢核表當成某種架構，支持他的專業意見，再盡量套上醫學文獻的說法。（許多精神科醫生都這麼做；也就是說，他們只把正式的診斷標準當成方針，實際是憑自身的臨床經驗建立看法。）法官拒絕採納J的診斷，駁斥了檢方判處犯人無期徒刑的要求。

本章提及的道德問題，根源有二：一、缺乏具有足夠科學根據的程序；二、專業診斷方式的瑕疵。診斷貼上的標籤很難撕下來，憑著不正確的診斷進行預測，很可能造成混亂，鑄下大錯。唯一的解決之道是在診斷時，謹慎遵循奠基於扎實科學研究的程序，絕不允許一絲偏差。

1 位於加州的阿塔斯卡德羅州立醫院，細節由該院心理科主任大衛・普列特（David Plate）提供。此為私人談話，時間是 1991 年 8 月。

2 Ron Rosenbaum (May 1990). *Travels with Dr. Death*. Vanity Fair.

3 Charles P. Ewing (1983). "Dr. Death" and the case for an ethical ban on psychiatric and psychological predictions of dangerousness in capital sentencing proceedings. *American Journal of Law & Medicine* 8, 407-28.

Chapter 12

我們還能做什麼？

親愛的安・蘭德斯：

我替妹妹寫這封信給你。我妹妹的繼子高中就輟學，今年二十二歲，姑且叫他「丹尼」。丹尼還是嬰兒時，他父親就跟第一任太太離婚，七年前跟我妹妹結婚。

我妹在這個男孩身上花了不少錢，包括花一萬美金送他去讀寄宿軍校，但他因為作弊、說謊和偷竊被退學。她請私人家教為他講解學校功課，帶他去看心理諮商師，三位諮商師都告訴她，這孩子充滿敵意；又帶他去給醫生檢查，確認沒有生理問題。

丹尼有時跟我妹妹、妹夫住在一起，有時跟祖母或生母同住，現在住在姑姑家。他不工作，也不付租金，只要有人願意養他就好。我妹妹和妹夫替他找過幾份工作，但他似乎都做不長。他們也曾在合理範圍內支持他對運動的興趣，如今他們無計可施。

丹尼的確有優點，他不喝酒、不嗑藥，但對我妹養的幾隻狗和馬很殘忍，從以前就發現他會踢或毒打牠們。

有什麼方法可以激勵這個男孩呢？我們很怕若不做點什麼，他日後會走上歪路。

——覺得事態緊急的維吉尼亞州讀者

親愛的維吉尼亞讀者：

既然這個二十二歲的人可以不付房租、接受親戚資助，他為什麼要工作？顯然丹尼是被寵壞了。

他是個憤怒、有情緒困擾的年輕人，除非他願意接受諮商，跟自己和解，否則一輩子都會與麻煩為伍。改變他得付出大量心力，但當你看到成果，一切都值得了。再來，他應該把高中文憑拿到手。

給他看這篇專欄，告訴他若他肯寫，我很樂意讀他的信。

——安・蘭德斯（Ann Landers），《民主黨新聞報》（*Press Democrat*）一九九一年一月八日

我不曉得「覺得事態緊急的維吉尼亞州讀者」的妹妹，是不是真有個心理病態繼子，但如果是，這的確是普通人最常見的反應：別慣壞他，讓他接受治療，搞不好還會鼓勵他寫信給安・德蘭斯。這是立意良善的方法，而且具有一定財力的人大多會這麼做。但若此人真的有心理病態，這種方法注定失敗，除非狀況、治療師和病患本身極為特殊。

二十多年前，我針對心理與精神領域的專業人士寫了一本書，裡面有這段話：

除了極少數例外，傳統的心理治療方式，包括精神分析、團體治療、當事人中心治療、心理劇，全都證明不足以治療心理病態。其他生物療法，如精神外科、電擊療法，乃至各種

藥物等，也好不到哪裡去。[1]

執筆寫作本書正值一九九三年初，這時的心理病態治療基本上和過去差不多。事實上，許多研究相關主題的作者都說，翻開一本探討心理病態的書，有關治療的那一章必定最短。這一類學術專書往往只以一句話作結：「尚未找到有效的治療方式」，或「所有方法均無效」。

然而目前的社會制度面臨犯罪率攀升的威脅，法律、精神醫療、刑事司法體系不堪負荷，近乎癱瘓，因此我們必須繼續尋找方法，好降低心理病態者對社會造成的龐大影響。

精神科醫生經常說心理病態者有強大的心理防衛機制，足以壓抑焦慮和恐懼。實驗室研究支持此項觀點，認為他們的抗壓性可能具有生理基礎。聽起來心理病態者似乎頗值得羨慕，但問題是無所畏懼和蠻幹之間的分野十分模糊。因此心理病態者老是惹麻煩，泰半就是因為他們並非出於焦慮才採取行動，也不會察覺到危險逼近。就好比在室內戴墨鏡的人，他們看起來很「酷」，卻看不清周遭發生了什麼事。

最近恰好有件特別駭人的案子，可以說明何謂在壓力極大的情況下，依舊顯得很酷。來自密爾沃基的傑弗瑞・達莫（Jeffrey Dahmer）犯下教人不寒而慄的暴行，包括連續殺人、分屍、吃人肉，他平靜沉著地告訴警方，那個全身赤裸流血逃出他公寓的少年，其實已經成年，而且同意跟他交往。達莫宣稱，這只是情侶口角，警察聽信他的話，於是離開，但男孩還在他手裡。他們一走，達莫隨即殺了這名男孩。審理期間，他承認犯下十五件謀殺案，主張自己「有罪但精神失常」（陪審團判定他正常），此外，他僥倖逃過逮捕的罪案證據逐一浮現。美聯社一九九二年二月十一日的一篇報導指出，達莫開車載著第一個受害人的屍體去垃圾場時被警察攔下，一名員警拿手電筒照著裝有屍體的塑膠袋，達莫語氣平靜地說他因為父母離婚、心情很糟，趁著出門倒垃圾，順道兜風享受夜晚涼風。警察不疑有他，讓他離開。

為何找不到有效的方法？

心理治療有一項基本假設：病患需要也渴望外在協助，以解決令其痛苦不安的心理或情感問題，如焦慮、沮喪、自尊心低落、羞怯、揮之不去的想法、難以克制的行為等等。成功的治療需要病人和治療師協力同心，一道找出紓解症狀的方法。簡言之，病患必須先承認自身有問題，願意花力氣改變才行。

這就是問題所在：**心理病態者並不覺得自己有心理或情緒問題，也就沒有理由改變行為，來符合他們不認同的社會標準。**

說得更清楚一點，大多數心理病態者對自身和自己的內心樣貌相當滿意，儘管在他人看來一片荒涼。他們不覺得自己有什麼不對勁，極少感到苦惱，認為自己這麼做很合理，報酬豐厚、稱心愉快。他們從不後悔做過的事，也從不擔憂未來；認為自己在這個狗咬狗、充滿惡意的世界裡高人一等，其他人都是搶奪權力或資源的對手。對心理病態者來說，為了爭取「權利」，欺騙、玩弄他人是合理手段，而他們與別人的互動都是經過「策畫」的，才能搶先一步算計他人，不致吃虧。他們抱持著這種態度，無怪乎大部分心理治療都發揮不了效用。

心理病態者不適合接受治療，還有其他原因，以下列舉幾點：

- 心理病態者並不「脆弱」，他們的所思所為都源自堅如磐石的人格結構，外在影響休想撼動分毫，往往在接受正式治療前，態度與行為模式早已根深柢固，即使在最好的狀況也不易讓步、改變。
- 許多心理病態者都有善良的家人或朋友保護，不必承受行為帶來的後果，無論幹了什麼事都不必接受檢驗或處罰。其他的心理病態者懂得隨機應變，不致感到太多不便。就算他們幹壞事被抓、遭受懲罰，也會怪制度、其他人或命運，反正都是別人的錯，害得他們陷入困境。很多人享受這種生活方式。

◆一般人會主動尋求協助，但心理病態者不會。他們若非被心焦的家人押著去治療，便是由於接獲法院命令，或為了申請假釋，才肯接受治療。

◆一旦療程開始，他們通常只會照規矩走一遍，做做樣子。他們無法與他人締結情誼，亦無法深入探索內心，但大部分治療都需要依靠這些方法。人際關係雖攸關治療成敗，對心理病態者來說卻不具任何價值。

以下是某位精神科醫生對心理病態病患（他認為此人是社會病態者）的描述，讀來令人洩氣：

……社會病態者不欲改變，把洞察當成藉口，從不考慮未來，憎恨所有權威（包括治療師），認為當病人很可憐，討厭矮旁人一截，覺得治療不過是個笑話，把治療師當成用來欺騙、威脅、引誘或利用的對象。2

治療師希望病人反省、尋求內心洞察與解脫，卻很難在心理病態身上見到這些表現。心理病態者通常不肯配合治療師，只盼療程快點結束，許多治療師也樂得放他們一馬。

◆許多治療計畫只不過是給心理病態者更多藉口、將一己的行為合理化、更了解人類的弱點而已。他們可能從中學到新招數控制別人，卻不願花力氣改變自身的看法和態度，也不肯花心思理解他人的需求、感受和權利；若想教導心理病態者「真心感受」懊悔或同理心，更是癡人說夢。

上述發人深省的觀察，適用於個人治療和團體治療，前者是治療師和病患一對一的互動，後者則是有不同問題的人相互學習，從新的角度去思索、感受自身與他人的關係。

◆我前文提過，無論在個人或團體治療課上，心理病態者都愛當老大，強迫其他人接受他們的觀點。有個負責監獄治療計畫的人這麼形容某個「心理病態人格檢核表」分數很高的犯人：「不是由他起頭的話題，他拒絕發表意見。他不喜歡有人批評或質疑他的行為……不肯承認自己阻斷旁人溝通，整組的人都要聽他一個人滔滔不絕，又企圖岔開話題，不讓別人討論他的行為。」但不久之後，這名精神科醫生又寫道：「我相信他已經有進步，開始為自己的行為負責。」另一個心理學家寫道：「他進步很多……看起來比較關心別人，也捨棄了許多犯罪的想法。」兩年之後，一名參與我研究計畫的女研究生跟這名犯人面談，說他是她這輩子遇過最恐怖的罪犯，他公然吹噓監獄人員都被他騙過，誤以為他情況穩定、逐漸復原。「我真不敢相信這些傢伙，」她說，「當初是誰發執照給他們的？我連讓他們對我的狗做精神分析都不想！牠一定會回敬他們一泡屎。」

一名四十歲男子在三個國家犯下五十五項罪名，包括詐欺、偽造文書和竊盜。他為了避免被加拿大遣返，說自己和一個七十六歲盲眼婦人建立起友誼，已經改過遷善。一九八五年一份精神報告說此人「總是和顏悅色、彬彬有禮、機智聰明又迷人」，但會病態性撒謊，「人格障礙問題已積重難返」。移民署律師說他是「病態說謊者，死豬都會被他說到活」、「習慣性撒謊……連自己都分不清真假」，而且是冒名頂替的慣犯。律師指出這個人於一九八〇年代末期在美國假釋出獄，因違反了假釋規定逃到加拿大，一路來到溫哥華，「在加國境內開出了許多張空頭支票。」最有意思的是，他聲稱自己已經洗心革面，因為他參加了基督教靜思中心暨教會舉辦的自我覺察課程，這些活動的領導人就是上面提到的老婦人。但這個改過向善的說法很快被戳破，好些人作證說他繼續開芭樂票，也始終沒付帳單。

——《溫哥華太陽報》，莫拉・法羅（Moira Farrow），一九九一年三月二日

治療可能讓他們變得更壞

大部分監獄和法院下令執行的處遇計畫都包括某種形式的團體治療，有時候會納入「治療性社群」計畫，其中犯人或病患必須為自己的生活負起大部分責任。精神病院中的工作人員是此一社群的核心，接受過針對病人需求和能力的專門訓練，會給予尊重和人道關懷。這類短期密集的治療課程，對機構來說所費不貲，訓練人員也得花不少錢，不過對大多數犯人來說都很有效。可惜，對心理病態者毫無幫助。

此一觸目驚心的結論確實有證據支持。近來有幾份研究鎖定參加「治療性社群」計畫的罪犯，每一個病人均接受「心理病態人格檢核表」的評估。其中一項研究中，心理病態者沒有改正行為的動機，很快就紛紛退出，也因此未能從治療課程中獲益，他們出獄之後再回籠的機率高出其他病人甚多。[3]在另一項研究，參加「治療性社群」計畫的心理病態者，離開後再次暴力犯罪的比例幾乎是其他病人的五倍。[4]這項治療計畫不僅對心理病態者無效，甚且讓他們變得更糟！沒接

受治療的心理病態者離開醫院後，暴力行為少於接受過治療的心理病態。

乍看之下，這項發現似乎不太合理。心理治療怎麼可能讓人變得更壞？但負責治療課程的人毫不意外，他們都表示心理病態者喜歡主導課堂上的流程，常跟小組長和其他病人玩「誰是老大」的遊戲。有個心理病態者擺出什麼都很懂的樣子，跟另一個病人說：「你之所以強暴女人是因為潛意識想懲罰她們，為了報復你母親過去對你做的事。」但幾乎絕口不提自己的行為。

很可惜，這類治療課程只是幫助他們更懂得控制、欺騙或利用他人。如同某個心理病態者所說：「這類治療計畫就像進修學校，教你如何壓榨人。」

治療計畫也讓他們輕易找到許多藉口解釋自己的作為：「我小時候遭到虐待。」或「我從不知道如何面對自己的感受。」這種馬後炮式的見解無法說明任何事，但對於想聽的人來說很順耳。我發現有些專家相當容易把這些話當真，常對此感到驚異。

心理病態者不光是從團體治療和「治療性社群」計畫中學到新策略、說服其他人他們已經變好，也很會利用監獄的進修推廣計畫，舉凡心理學、社會學、犯罪學的課均甚受歡迎。這類進修計畫一如治療計畫，可能只給了心理病態者膚淺的見解，學會一些人際互動和覺察感受過程的專有名詞和概念，把最夯的流行話掛在嘴上，卻足以讓某些人上當，誤以為他們已經改過向善、「重新做人」。

年輕的心理病態者

照理說，若想減輕成人心理病態對社會帶來的影響，愈早解決這個問題，勝算愈大。然而，目前為止針對青少年的輔導卻收效甚微。社會心理學家威廉・麥考德檢驗過許多處遇計畫之後，得出一個結論，認為「從小導正他們的心理病態行為」大體都不成功。[5]話雖如此，有的計畫全面改變參加者的日常與社會環境，機構亦動員所有的資源與力量，以期促成參加者在態度和行為上的重大改變，他認為這樣一來或許仍有希望。但根據麥考德的詳細描述，其中一項計畫的成果卻引人深思：雖然這些心理病態青少年在治療期間與離開療程後，態度和行為確有好轉，但隨著年紀增長，成效也跟著消失。

未來若能探知心理病態的根源，或許局面又將不同。此外，心理學者已經發展出干預計畫，適合有不同行為問題的兒童與青少年，能大幅改善他們的態度與行為。許多這類計畫不僅嘗試解決兒童本身的問題，也關注他們的家人，並了解問題產生的社會脈絡。[6]

某些計畫假如從心理病態者小時候就開始實施，也許能夠藉由降低攻擊性和衝動，或教導他們用更合乎社會規範的方式滿足需要，來修正「剛萌芽的心理病態者」行為模式。

另一項值得深思的想法

關於治療是否有效的證據，幾乎所有證據都是收集自監獄犯人、精神病院或有違法疑慮者所加入的計畫，這一類密集性計畫多半規畫縝密，在相當好的環境下執行，卻依然效果不佳。

就算有些計畫確實改變了心理病態者的態度和行為，只要其他心理病態者未受拘留或遭法院命令接受治療，便仍無法解決幾百萬名心理病態者的問題。混跡人群當中的心理病態者幾乎不會考慮接受治療，而社會也沒辦法強制他們這麼做。總有零星的個案報告或少數傳聞證據，宣稱某一種做法能讓心理病態者好轉，比如這兩、三年來，好幾個人告訴我，他們想辦法讓住在一起的心理病態者變得循規蹈矩，也真的成功了。他們不明白我聽完以後為何沒有欣喜若狂。

也許他們是真的達成了治療上的突破，卻很難斷定真相是否如此。此人是否真的是心理病態者？他們是否在中年時改善（有些心理病態者在四十歲前後，會「自發性」好轉）？此人改變前的行為模式如何？況且我們從何得知是「心理病態者」做出了改變？許多人分不清是心理病態者有所改善，還是自己改變了與心理病態者的互動方式；譬如說，心理病態者的妻子可能會說他不像以前那麼壞，但真相可能是她盡量避開他，或者她更加努力去滿足其要求，她可能隱藏自己的個性，犧牲了自己的需要和渴望，藉此減少衝突，避免關係陷入緊張。

除非是經過小心控制的實證研究，否則我們不能隨便相信任何治療有效的說法。

我們是否該乾脆放棄？

儘管目前的研究成果不太樂觀，但在我們認定心理病態者無藥可救、無法可管之前，應該先思考下列幾點：

◆首先，雖然治療心理病態的嘗試不下數百次，換過多種策略，但這類計畫鮮少採用適當的研究方法，遑論符合科學標準。這一點相當重要，表示我們據以下結論的證據並不充分，無論是來自某一項治療計畫無效的報告（這很常見），或是宣稱某一種方法有效的報告（不常有）。我們的知識主要建立在單一臨床個案研究、未經證實的假說、粗糙的診斷過程或研究方法、不夠確實的計畫評鑑。事實上，有關心理病態治療的文獻品質令人怵目驚心。這類文獻最令人挫折的是，診斷過程往往敷衍塞責，或是草草記述，根本無從查證某項計畫是否真與心理病態有關。

在評估這類治療或管理計畫時，另一個一再發生的問題是：有的計畫未能仔細篩選控制組或對照組。我們知道許多心理病態者的行為隨年紀增長而好轉，因此必須釐清治療計畫是否促進這類「自然」或「自發性」的變化。

◆其次，專門為心理病態者設計的治療計畫並不多，更別提少數相關計畫還得應付繁瑣的行政流程，與政府單位和公共政策相抗衡，很快就變了調。真相是，目前尚未出現構思完善、方法適切的計畫，遑論執行與評估。

◆第三，或許我們努力的方向不對。「治療」一詞表示某件事需要醫治，可能是疾病、主觀感受的痛苦、適應不良的行為等等。但目前看起來，心理病態者對自己相當滿意，覺得自己無須治療，至少不需要傳統意義上的治療。如果要改變行為與態度，相較於自認為正常、講道理的人，覺得不快樂的人容易改變得多。

但難道心理病態者的行為不算適應不良嗎？答案是：對社會來說是適應不良，他們自身感覺卻十分良好。我們要求他們改變行為，以符合一般人的期望和規範，等於是要他們去做違背「天性」之事。他們可能會答應我們的請求，不過前提是對他們來說有利。意圖改善心理病態者行為的計畫最好將這一點納入考量，否則終將白忙一場。

「大家都指天誓地說心理病態無法治療，根本就是胡說八道。」專挑男童下手的的喬瑟夫・菲德里克（Joseph Fredricks）如是說。他的暴力犯罪紀錄甚長，其中包括殺害一名十一歲男童。「心理病態者也有人性，跟其他人沒兩樣。他們之所以變成心理病態，是因為比其他人更敏感……他們無法忍受任何痛苦，才會完全置之不理。」

——《加拿大新聞》（*Canadian Press*），一九九二年九月二十二日

新計畫的元素

加拿大政府深知找出因應心理病態罪犯的新方式實為當務之急，也明白多數人都不看好傳統的治療計畫，因此近期交給我一項艱鉅任務：替有心理病態的罪犯設計一套實驗性質的治療／管理計畫。我接下這項挑戰的原因有二：第一，如同前面所說，過往的計畫有諸多瑕疵，無論在理論、研究成果、或臨床與矯正經驗上，全都跟不上時代的腳步。其次，顯然目前亟需能夠減少心理病態犯人和一般罪犯再度行凶的計畫，無論是讓他們待在獄中或重返社會。

我廣邀各國專家，研究領域包含心理病態、精神病學、犯罪學、矯正治療，以及計畫設計和

評估等，組成了座談小組。[7]我們開了幾次會，決定把心力放在有心理病態及暴力傾向的犯人身上，一步步推敲出計畫的大致架構，也認為成功機率不低。政府最近決定施行這項計畫，此刻正著手在某個聯邦機構成立實驗單位。

儘管無法在本書中詳細介紹這項計畫，不妨稍微提一下大原則。基本上，這些原則奠基於一項觀點：一般矯正計畫的前提是「大多數罪犯不過是誤入歧途，重新融入社會就好」，但這項前提不適用於心理病態者。從社會的角度來看，心理病態者從未步入正軌，完全按照自己的規則生活。這意謂著新計畫的重點並非培養同理心或良知，而是努力說服這些人，他們現今的態度和行為不符合自身利益，而且必須為自己的行為負責。同時，我們要教導他們如何利用一己的優勢與能力，在社會容許的範圍內，滿足自身需求。

這項計畫必須受到嚴格的控管與監督，而且一旦違反計畫內容、機構或社會規範，也會有明確的後果；此外，也善加利用一部分心理病態者步入中年「自動」緩解的傾向，並設法讓此一傾向提前出現。等罪犯回歸社會後，這項計畫將繼續嚴密監督他們的行為。

計畫容許以實證方法評估各種治療因素或模組，判斷對特定的人來說，哪種方法有效、哪種沒用。有些方法對心理病態者有效，卻對其他犯人起不了作用，反之亦然。計畫參加者會與經過仔細篩選的控制組（未接受治療的犯人）加以對照。

像這樣的計畫需耗費大量金錢，也很容易因機構需求改變、政治壓力與社群的擔憂而變調，不僅如此，結果很可能只是差強人意而已。但若不這麼做，只有兩種選擇：要不把暴力傾向嚴重的罪犯關在牢裡，花大錢養他們一輩子，要不冒險放他們出獄，這兩種皆為下策。

假如所有辦法都無效，該怎麼辦？

若你正在跟心理病態者周旋，必須先知道目前醫界認定他們的態度與行為很難有重大改善。即使上面提到的實驗計畫有成果，對於未入獄或不受嚴格控管的心理病態者來說，幫助也不大。

如果你與心理病態者同住，或跟他（她）結婚，或許早已料到情況不可能好轉，覺得自己走投無路，因考量自身或其他人（尤其是小孩）的安全，無法逃開。若是同住一個屋簷下的丈夫有強烈的占有欲和控制欲，問題就更加棘手，相當危險。許多女人可能會想：「也許只要我改變就沒事了。我可以更加努力，不要違逆他，多些耐心，再多一點退讓。」然而愈來愈多有關家暴的文獻證實，這類改變無濟於事，只是讓問題變得更嚴重。

當然，最好從一開始就避免跟心理病態者扯上關係；但無可否認，說比做容易得多。不過，還是有幾個方法可以保護自己，假如都沒用，你唯一能做的就是盡量減少傷害。下一章會針對保護自己和損害控制，提供實用的建議。

---

1 Robert Hare (1970). *Psychopathy: Theory and Research*. New York: Wiley. P. 110.

2 J. S. Maxmen (1986). *Essential Psychopathology*. New York: W. W. Norton.

3 關於這類治療計畫，參見 J. R. Ogloff, S. Wong, and A. Greenwood (1990). Treating criminal psychopaths in a therapeutic community program. *Behavioral Sciences and the Law* 8, 81-90. 關於參加過治療計畫後再犯的文章，參見 J. Hemphill (1991). Recidivism of Criminal Psychopaths After Therapeutic Community Treatment. 加拿大薩斯喀徹溫大學心理學系未發表之碩士論文。

4 G. T. Harris, M. E. Rice, and C. A. Cormier (1991). Psychopathy and violent recidivism. *Law and Human Behavior* 15, 625-37.

5 William McCord (1982). *The Psychopath and Millieu Therapy*. New York: Academic Press. p. 202.

6 有很多書探究兒童行為問題的相關療程和計畫，以下列出幾本：

◆E. A. Blechman (1985). *Solving Child Behavior Problems at Home and at School*. Champaign, IL: Research Press. 針對常見的行為問題提出建議和練習。

◆S. W. Garber, M. D. Garber, and R. F. Spitzman (1987). *Good Behavior: Over 1300 Sensible Solutions to Your Child's Problems from Birth to Age Twelve*. New York: Villard Books. 書中介紹了許多常見的孩童行為問題，涵蓋基本的行為守則和預防策略，當中幾節討論嚴重的脫序和行為障礙，給予尋求專業協助的建議。

◆H Kohl (1981). *Growing with Your Children*. New York: Bantam. 適合父母的實用指南，探討紀律、暴力、自我形象和公平等主題。

◆J. Wyckoff and B. C. Unell (1984). *Discipline Without Shouting or Spanking: Practical Solutions to the Most Common Preschool Behavior Problems*. New York: Meadowbrook Books. 描述常見於學齡前兒童的不乖行為，包括大發脾氣、手足不睦、東西亂扔、不肯準時睡覺等。

7 Robert Hare (1992). *A Model Treatment Program for Offenders at High Risk for Violence*. Ottawa, Canada: Research Branch, Correctional Service of Canada.

Chapter 13
生存指南

警察說，防備再森嚴的家也擋不住意志堅定的竊賊。不過他們也說，了解竊賊的手法、加強常識、裝設有效的警報系統或養一隻兇猛的狗，可以降低受害的風險。同樣地，儘管無人對心理病態者的陰謀詭計完全免疫，但有幾件事能幫助你明哲保身，減少傷害。

保護你自己

◆**了解自己面臨的狀況**。聽起來簡單，其實可能相當棘手。儘管本書應該有幫助，但讀得再多也無法保護你逃出心理病態者的虎口。包括專家在內，所有人都可能受到他們的愚弄、操控、欺詐，不曉得如何是好。厲害的心理病態者能夠撥動任何人的心弦，奏出動聽的協奏曲。

心理病態者存在於社會各個階層，你很可能遇到其中一個，飽受痛苦屈辱；而你的最佳防禦就是了解他們的虎狼之性。

◆**試著不要被外表或「道具」矇騙**。面對心理病態者的迷人笑臉、舉手投足間的魅力、快速流暢的說話方式，很難不被打動，看不清楚對方的真正意圖。但有幾個方法值得試試。比如，要是剛認識的人具備與眾不同的特質，無論是耀眼的容貌、很有威嚴、引人注意的風采舉止、撫慰人心的聲音、說話如同連珠炮等等，不要把注意力都放在這些特質。這些都是效果強大的戲法，讓你無暇留意此人真正傳達的訊息。

許多人招架不住心理病態者強烈而不帶感情、或者像「掠食者」一般的目光。正常人也會出於不同理由，跟其他人四目相接，但心理病態者直勾勾盯住對方的眼神，泰半是為了滿足某個目的或展現權力，而非純粹表示興趣或同理心。[1]有些人覺得心理病態者缺乏情感的凝視讓人不舒服，彷彿被掠食者當成肥美的獵物；也有人完全懾服於對方的威勢，甚至完全聽命於他，完全不明白當下發生了什麼事。不管心理病態者的凝視出自何種心理、具備何種意義，他們之所以能控制他人，一個重要原因顯然是強而有力的眼神接觸。

如果你發現，眼前這個人的身體語言或小花招似乎讓你無法招架，例如牢牢攫住目光、誇張手勢、「道具」等等，不妨直接閉上眼睛或看向別處，仔細聽聽這人說了什麼。

眼睛是「靈魂之窗」嗎？很多人深信不疑。儘管雙眼難以代表一個人的內心世界，卻能洩漏蛛絲馬跡，尤其是在眼神傳達的訊息和臉部表情、說話內容不一致的情況。「如果雙眼和舌頭說的不是同一回事，經驗豐富的人知道該聽雙眼的。」類似的金玉良言不勝枚舉。

有個熟人告訴我，她和愛情騙子交往過，對方先騙取她的感情，接著利用這項弱點，予取予求，使她痛苦異常。她說：「我很不願意看他的眼睛，因為我看不懂眼神背後代表的意義，他的雙眼從不透露想法或意圖。」

臨床上關於心理病態者眼神「空洞」的傳聞極多，但犯罪小說才將這種令人不安的凝視描述得淋漓盡致。詹姆斯・克拉克（James Clarke）在《最後的狂暴》（*Last Rampage*）一書中描寫男主角蓋瑞・提森因謀殺被定罪，但由於很懂得鑽監獄制度的漏洞，在幾個兒子的協助下逃獄，逃亡途中殺了不少人：

但蓋瑞最醒目的容貌特徵（大多數人都注意到了，而且難以忘懷），就是他的雙眼：目眶深陷，毫無情感，就好像雙眼和他所表達的情感毫無連結。不論他現在的情緒是生氣、歡快或是其他，眼神總是毫無變化：空洞。你無法透過蓋瑞的雙眼，了解他此刻的想法或感受……他雙眼一眨也不眨地盯著你，教人不安，既強烈又惡毒。提起蓋瑞，人們只記得他冷酷無情的眼神。

約瑟夫・溫伯的《黑暗中的回聲》一書描述兩名中學老師威廉・布拉菲爾德與杰・史密斯，因殺害同校老師和她的兩個小孩，分別於一九八三、一九八六年獲判有罪。書中不斷提及兩人的眼神。他這麼描述布拉菲爾德：

> 他的藍色雙眼總像在沉思……望著你的眼神強烈到使你動彈不得，給大家的感受各不相同：「詩意」、「冷冰冰」，或「宛如催眠」，依他當時的情緒而定。有個同事說：「他的藍眼珠犀利地盯著你，把你震懾住。因為眼神太強烈，有時候令人發毛。」他的眼神早就出了名，曾瞪視檢察官瑞克・貴達（Rick Guida）。某個美國聯邦調查局探員曾告訴貴達，被布拉菲爾德這麼盯著瞧，他忍不住倒退兩步。同樣的眼神令貴達幾乎崩潰，他真的被此人的氣勢壓倒，坐下來跟狗玩耍……布拉菲爾德試著把這一招用在警官傑克・赫茲（Jack Holtz）身上，赫茲回瞪他說：「這種爛招只能嚇唬知識份子。」

溫伯對史密斯的描述也同樣有趣，史密斯最近才由美國賓州最高法院基於程序理由釋放，他的秘書說：

> 你這輩子從沒見過這樣一對眼睛，裡頭毫無感情。你可能以為自己見過有死魚般的眼睛，但絕對沒見過像他這樣的。

對此，溫伯表示：「他的眼睛並非死魚眼。後來報社編輯特別愛強調那一雙眼睛，說是『爬蟲類』的眼睛，但這麼說也不對。」其後，他說所有的老師「都不知該如何描述校長的眼睛。有人想到了『兩棲動物』，但又不完全準確」。史密斯的秘書最後總算想到適當的比喻了：「不像魚，也不是爬蟲……而是山羊的眼睛！」……「朋友，那是魔鬼啊。」某個老師這麼說。

眼睛是不是真能像這名老師所說，讓魔鬼的化身露出馬腳？看看小說中或現實生活裡犯下彌天大罪的連續殺人犯，如泰德．邦迪或漢尼拔．萊克特，我們大概只能如此相信。然而，心理病態者的行為，包括少數殺人分屍的案例，不一定是出於邪惡，主要是絲毫不關心旁人的感受或福祉。那雙眼睛屬於欠缺感情的掠奪者，而非惡魔。

雖然這些軼聞讓人津津樂道，我們不應該誤以為光靠眼神就能辨認出心理病態者。我們很容易誤讀他人的眼神，誤判對方的人格、意圖和真心，若無法認知到這一點，很可能引來災禍。

◆**不要戴著濾鏡交往**。剛跟某人交往時，睜大眼睛觀察。大部分有心理病態的詐騙高手或愛情騙子也跟其他人一樣，總在交往初期藏起黑暗面，「只給人看最好的一面」。但他們會更進一步利用「人際互動奠基於信任」這一點，看準了我們不可能老是抱持懷疑態度密切觀察他們的言談舉止。他們往往先對受害人灌迷湯、裝好心，編造金錢交易或社會地位的故事。他們戴上的假面具往往很快就露出破綻，只是一旦墮入他們的謊言和控制之網中，很難全身而退，不是破財便是心碎。

警方和消費者保護團體都說，當你發現某人或某樣東西好得不像話，一定要加倍小心。這是很棒的忠告，倘能遵守，就能避免踩進心理病態者設下的致命陷阱。最低限度是，若有剛認識的人跟你遊說金錢上的事，或表現出想追求你的樣子，就必須花時間確定此人的底細。我不是建議你一在宴會上或酒吧認識人就雇私家偵探調查，但不妨問一些基本問題，了解他的親朋好友、家人、在哪工作、住在哪裡、未來計畫等。心理病態者碰到這種私人問題通常會支吾其詞、或前言不對後語，若聽到這種答案，先存疑、再查證。

有時候很快就能找出答案。幾年前，我認識的一個女子在教會結識一名男士，墮入愛河。此人看來頗有背景，專業履歷簡直無懈可擊，說自己畢業於美國東岸某知名大學，專攻企業管理，她考慮拿出一大筆錢挹注他極力鼓吹的創投事業。後來我碰到他，告訴他我也是該校校友，但他總是避談在那兒度過的時光，想辦法換話題。我起了疑心，稍微查了一下，發現他根本沒讀過我的母校，進一步查證才發現他是詐欺犯，被好幾國通緝。他很快離開了鎮上，只留下我朋友飽嘗幻滅之苦，氣我戳破了她的夢幻愛情。

◆**身處風險較高的環境，保持高度警戒**。某些場合像是專為心理病態者量身訂製，如單身酒吧、社交俱樂部、度假勝地、郵輪之旅、國外機場等等，不勝枚舉。在這些環境，每一個可能的受害者都是孤伶伶的人，想尋求快樂、刺激或陪伴，此時通常有人很樂意效勞，但你不曉得這一切是有代價的。

心理病態者最愛對單獨旅行的人下手，他們常鎖定置身於異國機場或景點，既茫然又無助的人。我認識一位專業人士，她獨自在歐洲待了幾星期，感到疲憊孤單、十分想家。她在里斯本機場遇到一名熱心男子，自稱是追查走私集團的臥底人員，博取她的信任，說服她協助追緝工作。接下來幾個星期，兩人走遍了歐洲，龐大開銷全由她刷信用卡支付。一發現她起疑，他就甩了她。她說現在想來整件事很怪，但當時卻彷彿合情合理。「我又累又沮喪，而他是如此善解人意、懂得寬慰。」

◆**多了解自己**。心理病態者擅長看人，知道該怎麼從旁煽動你，無情地利用你的弱點。你的最佳防禦便是了解自己的弱點，若發現有人專門針對你的弱點下手，與他們相處時就得更嚴格觀察、批判，不能像跟一般人相處那樣輕鬆。

如果你愛聽奉承話，想必會表現得很明顯，等於是邀請伺機尋找新獵物的歹徒接近你。一味愛聽諂媚的話，好比坐著曬太陽，一開始舒服，最後卻招來痛苦。

若你天生愛揩油，就很容易遭人設局。孤單而有錢的人更是心理病態者覬覦的目標。了解自己有時沒那麼簡單。檢驗自己的心態，與家人、朋友坦白討論，或尋求專業協助，都有幫助。

把損失降到最低

司法心理學家J・瑞德・馬洛伊說起某次面試被騙，後來才發現那名求職者的履歷純屬作假。「面試過程很順利，」馬洛伊在電話中說，「我真的對這人刮目相看，覺得他太聰明了。在我們聊的過程中，他東引一句、西引一句，教我嘆服不已，心想：『哇！真的是太厲害了，我要如何說服他接受這份工作？』過了好一會兒，我很不想承認我花了這麼長時間，才發現他引用的是我新近發表的幾篇論文。沒錯，他是讓我印象深刻，但他靠的是什麼？靠的是屬於我的聰明才智，是我苦思良久才得到的見解。正常人大概會說：『我拜讀過您的論文，有如下的想法。』但這傢伙（最後發現他是冒名頂替）憑直覺知道如何左右我。對他來說，這次面試是設下圈套的大好機會。」

不幸的是，要是心理病態者下定決心非在你身上撈一票不可，就算再小心也無濟於事。某些情況下，你無法控制事態的發展，最常見的是在金錢上跟心理病態者扯上關係。許多詐騙案的目標是銀行、法拍屋、儲蓄貸款機構、退休基金等等，投資散客在每日交易上沒有置喙的餘地，有時損失金錢並不是他們的錯。最近有個高中諮商老師氣急敗壞告訴我，他們委託一名理財專員來操作教師的退休基金，結果「損失」了幾百萬元。這位諮商老師的損失不是因為他自己不小心，而是校內行政人員在尋找有口碑的理財專員時，被狡詐的心理病態者騙了。

或許最教人心碎的是，父母得應付有心理病態的子女，卻想不透其中緣由，煩惱到快發狂。配偶經歷的痛苦也不相上下，必須不停尋找和另一半相處的方式。遇到類似情況，或者有心理病態者企圖追求你，只能盡量減少傷害或損失。做到這一點並不容易，但有幾項建議或許有幫助：

◆**徵詢專業意見**。不少人懷疑丈夫、妻子、小孩或某個朋友有心理病態，打電話給我，希望我告訴他們該怎麼做。像這種情況，我無法給予忠告。即便是知識豐富的醫生，要做出適切診斷也必須耗時甚久，需要大量可靠資料，並和當事人深入面談，從雇主、家人、朋友、生意夥伴、警方等消息來源獲取資訊。

務必諮詢一位熟讀心理病態文獻、深具實務經驗的精神科醫生，最好是對家庭治療和干預手法有經驗的人。若你有管道，多問幾個人的意見。這段過程可能充滿挫折，我不知接過多少通電話，大多是無計可施的妻子或父母打來的，說他們多次嘗試想讓其他人了解問題所在，甚至只要承認的確有問題，任何一個人都好，卻從未成功過。

其中一通典型的電話是一位住在緬因州的女性打來的，她從報上得知我的研究，認定文中描述的心理病態活脫是她丈夫的寫照。從她的描述聽來，她很可能判斷正確。十幾年來，她不斷尋求專業協助，先是家庭醫生，接著找了好幾位心理學者和精神科醫生，但一點進展也沒有。關鍵在於她先生在其他人面前裝得很好，幾乎沒人相信她的說詞，每一位精神科醫師都深深被她先生的風采打動，沒人看穿他的真面目。這可憐的女人開始以為問題出在她身上。

就算醫生做出精確的診斷，也不表示問題已經解決，該走的路還很長。接下來必須先根據你的狀況，與有心理病態實務經驗的專業人士商討下一步。若想找精神科醫師協助，各地的精神或心理協會通常有推薦名單，也可以去住家附近的心理健康中心或大學的諮商中心尋求協助。

◆**別責怪自己**。無論你為什麼會跟心理病態者牽扯在一塊，有一點很重要：別把對方的態度和行為攬在自己身上。心理病態者跟每個人都玩同一套把戲。當然，你的人格特質和行為多少影響了你們之間的互動，打個比方：勇敢主張自身權利的女性可能會挨打，性格柔順的妻子或許一輩子都在猜測愛拈花惹草的丈夫今晚去了哪裡，而第三個女人可能一發現苗頭不對就離開，毫不戀棧。但她們的問題都是嫁給了有心理病態的丈夫。

同樣地，父母生出有心理病態的子女，也會反覆檢討自己身為家長的責任，很難說服這些父母其實他們根本沒做錯事。如前所述，父母自身的性格也許會讓情況稍微好轉或惡化，但並無證據顯示父母的行為造成了心理病態。

◆**搞清楚誰才是受害人**。心理病態經常給人一種印象，彷彿他們才是受苦的人，而且是宣稱受害人害的。但他們承受的痛苦遠遠比不上你，原因也不同。別把同情心浪費在他們身上，他們的困難跟你不是同一個等級，他們的問題主要在於無法得到想要的東西，而你卻蒙受了肉體、情感或金錢上的巨大損失。

◆**知道你並不孤單**。大多數心理病態者都會找很多人下手，讓你哀傷難抑的心理病態者肯定也讓其他人心碎過。找出其他受害人，彼此交換故事和情報能幫助你面對問題，即使只為了證明錯不在你，這樣也很好。每個人都可能受心理病態者所騙，受害並不可恥。如果你最近才遭詐騙，覺得丟臉至極，不敢報案、也不想出庭作證，這種說法或許很難接受。但若知道同一個社區裡有多少人上當，你大概會大吃一驚吧！

◆**當心角力**。請記住，心理病態者愛控制他人的身心，他們一心要當老大，會運用魅力、恫嚇或暴力等方式確保一己的權威。心理病態者會在角力中一心求勝，這並不表示你不該捍衛一己權利，只是這麼做通常必須付出情感或身體上的重大代價。

在某些情況下，不妨利用心理病態者「不計代價一定要贏」的處世哲學扳回一城。本市有個婦人和有心理病態的前夫打官司爭取兩名子女的監護權，遲遲沒有結果，十分痛苦。女方代表律師深知男方是危險人物，只想打贏官司，毫不關心孩子的福祉，便勸客戶同意採取共同監護，這正是男方一心想要的結果，贏了官司之後，他對孩子也失去了興趣。雖說律師這一招奏效，卻冒了極大的風險，萬一前夫決定行使共同監護權，後果可能不堪設想。

◆**訂定基本原則**。雖然和心理病態者角力的風險很高，你說不定可以訂下清楚的基本原則，讓日子過得輕鬆一些，逐漸擺脫受害者的角色，保護自己，當然過程會很艱辛。譬如說你可以決定，不管情況如何，都不再替他收拾爛攤子。

我認識一名女子，被伶牙俐齒的投資專員所騙，每當她質問錢的去向，他就信誓旦旦說正在解決問題，很快就能讓她拿回這筆託他代為投資的錢。最後她無計可施，決定除非有第三人在場或留下書面紀錄，否則不再與他討論，之後很快發現投資毫無進展，於是訴諸法律程序索討這筆錢。

若子女是心理病態，你唯一確保自己不崩潰的方法，可能就是訂下合理而堅定的規則，例如「想住在這兒，必須這麼做」。若希望規則發揮應有的效果，就必須說清楚，並且切實執行。具體的教養技巧及策略不在本書討論範圍內，但第十二章註解所列的書籍都很實用。

◆**別期待戲劇性變化**。心理病態者的人格大致根深柢固，不論你做了什麼，都很難永久改變他們看待自身與他人的方式。他們可能保證一定改，甚至暫時變得循規蹈矩，但若你真以為他們從此改過遷善，恐怕會不斷失望。儘管的確有心理病態者年紀漸長後行事稍微「收斂」，因此和他們同住變得比較輕鬆，但大多是依然故我。

最悲哀的莫過於子女有心理病態。父母慌亂地尋求協助與了解，卻像皮球一般被專家或機構踢來踢去，很少得到滿意的結果。滿心惶惑的父母投注了大量心力和資源，往往徒勞無功，無從了解子女，遑論控制子女的作為。這些父母大多長年飽受挫折，老是在收拾爛攤子。

◆**設立停損點**。心理病態者或許能夠瓦解你的自信心，甚至讓你或身旁朋友相信他跟你在一起是浪費時間，甚至說你「快瘋了」。你愈是讓步，對方愈發得寸進尺，因為心理病態者的權力欲和控制欲永不饜足。與其耗費氣力在無望的處境中掙扎（結果多半是讓步、接受命運的安排或失去自我），倒不如早點承認事實：若想全身而退（不論是情感上或身體上），你必須拿回人生的掌控權。這一步很難，甚至危險，需要尋求精神科和法律上的專業協助。

當然，若你的小孩有心理病態，不能就此放棄。你必須和老師、諮商師，以及專擅治療心理病態兒童的精神科醫師密切合作，即使預期成效甚微也得努力。

◆**加入支持團體**。早在你尋求診斷以證實內心的懷疑之前，你已經踏上了崎嶇的漫長旅程，你需要多方尋求情感支持。許多組織、團體專門協助犯罪受害人了解自身處境，突破困境。大多數受害人會了解到自己並不孤單，也能與其他受害者分享經驗。舉例而言，大部分城市均設立了危機處理中心和支持團體，能夠處理家庭暴力問題、輔導有情緒困擾或行為問題的兒童、為受害者爭取權利。你可以依照問題的性質，找到不只一個能夠給予協助的組織。但我們真正需要的是專門給予心理病態者受害人支持的團體，也許本書能夠催生這一類支持團體早日面世。

1 探討心理病態者有如掠食者般的眼神，請參考 J. Reid Meloy (1988). The Psychopathic Mind. Northvale, NJ: Aronson, Inc.

尾聲

通常科學家在回顧完某一主題的文獻之後，總會以「需要進一步研究」這句話作結。在此，基於兩個原因，我也將以這句話作為本書的結論。

首先，儘管累積了長達一世紀以上的臨床研究與思辨，加上數十年來的科學研究，心理病態依舊是難解的謎。新近的研究發展讓我們更加了解此一棘手疾病，定義也變得更加明確。但事實上，與其他重大的精神障礙相較，心理病態相當缺乏系統性研究，雖然其他的精神疾病統統加起來，也比不上心理病態為社會帶來的煩擾。

其次，與其在造成傷害之後收爛攤子，更合乎情理的作法是努力了解這個難解的疾病，尋求有效的早期干預治療。若不這麼做，只能繼續在已犯案的心理病態者身上耗費大把資源，加以審判、監禁、監視，同時持續漠視受害人的福祉及困境。刑事司法體系每年花費數十億元，試圖「改造」心理病態罪犯和其他不斷回鍋的犯人，使他們「再社會化」，卻不見成效。這兩個詞常掛在政客和監獄行政人員的嘴上，但充其量只是流行語罷了。我們必須學習讓他們一開始就社會化，而非讓他們重新社會化。要辦到這一點，便需要在研究與早期干預下足功夫。

若不釐清心理病態的謎團，便得付出極大的社會與經濟成本。當務之急是繼續尋找線索，以求早日撥開迷霧見青天。

毫無良知的病態人格
如何辨識潛藏的心理病態者，以及該怎麼因應與保護自身的安全
Without Conscience: The Disturbing World of the Psychopaths Among Us

作者　羅伯特 · 海爾博士 (Robert D. Hare, PhD)
譯者　王敏雯
責任編輯　曾琬瑜
行銷企劃　劉妍伶
封面設計　張天薪
版面構成　張凱揚、賴姵伶

發行人　王榮文
出版發行　遠流出版事業股份有限公司
地址　104005 台北市中山區中山北路 1 段 11 號 13 樓
客服電話　02-2571-0297
傳真　02-2571-0197
著作權顧問　蕭雄淋律師

2017 年 10 月 30 日 初版一刷
2023 年 10 月 01 日 二版一刷
定價 新台幣 380 元（如有缺頁或破損，請寄回更換）

ISBN　978-626-361-237-2
遠流博識網 http://www.ylib.com E-mail: ylib@ylib.com

國家圖書館出版品預行編目 (CIP) 資料

毫無良知的病態人格：如何辨識潛藏的心理病態者，以及該怎麼因應與保護自身的安全 / 羅伯特．海爾 (Robert D. Hare) 著；王敏雯譯．-- 二版．-- 臺北市：遠流出版事業股份有限公司，2023.10
面；　公分
譯自：Without conscience : the disturbing world of the psychopaths among us.
ISBN 978-626-361-237-2(平裝)
1.CST: 精神病學 2.CST: 精神病患
415.95　　112014512